U0274042

职业心理咨询师
进阶之道

师至洁◎著

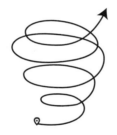

中国铁道出版社

CHINA RAILWAY PUBLISHING HOUSE

图书在版编目（CIP）数据

职业心理咨询师进阶之道 / 师至洁著 . —北京：中国
铁道出版社，2018.6
ISBN 978-7-113-24386-9

Ⅰ . ①职… Ⅱ . ①师… Ⅲ . ①心理咨询－咨询服务
Ⅳ . ① R395.6

中国版本图书馆 CIP 数据核字（2018）第 064502 号

书　　名：**职业心理咨询师进阶之道**
作　　者：师至洁　著

策　　划：王　佩　　　　　　　　读者热线电话：010-63560056
责任编辑：苏　茜
责任印制：赵星辰　　　　　　　　封面设计：**MXK** DESIGN STUDIO

出版发行：中国铁道出版社（100054，北京市西城区右安门西街 8 号）
印　　刷：三河市兴博印务有限公司
版　　次：2018 年 6 月第 1 版　　　2018 年 6 月第 1 次印刷
开　　本：700mm×1 000mm　1/16　印张：13.5　字数：230 千
书　　号：ISBN 978-7-113-24386-9
定　　价：49.00 元

前言

　　在大众眼中，心理咨询行业一直是"神秘"的代名词，人们对心理咨询职业的理解也是充满了好奇，加上诸如催眠治疗、心理治疗、心理危机干预等时常充斥人们耳鼓的职业功能的出现，人们对心理咨询职业的神秘感逐渐被憧憬和兴趣所替代，再加上媒体的大量报道，致使很多心理学专业和非专业的人都开始为进入到心理学领域作着准备，都期望早日成为一名受人羡慕的心理咨询师。

　　心理咨询师作为"朝阳职业"，确实越来越受到大众的关注，逐年增多的心理咨询考证大军已经展现了这个领域的热度。据世界卫生组织保守估计，目前中国大概有1.9亿人在一生中需要接受专业的心理咨询或心理治疗。目前每百万人口只有2.4个心理工作者，心理咨询师存在着巨大的市场缺口。所以专家称，我国心理咨询业发展潜力是很大的。

　　"看起来神秘，做起来不易"。要想成为心理咨询师并不仅仅是考过资格证就能顺利就业的，还要通过不断的修炼过程，经历各种专业知识的积累和不断的案例实习锻炼。心理咨询师的门槛虽然不高，但从入门到成长，你需要一个怎样的过程？进入心理咨询领域后，都会在哪些行业有就业和发展的机会？如果想在心理领域打造出一片自己的世界，在这个助人自助的领域里，你还需要哪些方面的修炼？在本书中你会找到答案。

本书在写作过程中得到了很多朋友与业内同行的支持与帮助。在此，要特别感谢肖果和我的老同事美国上市公司财务总监赵宏伟，由于他们的引荐才使本书得以顺利上市。

由于时间有限，书中难免会有不足，欢迎读者扫描封面上的二维码与我进行沟通与交流。

师至洁

2018 年 4 月写于北京

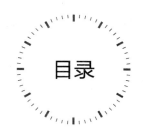

目录

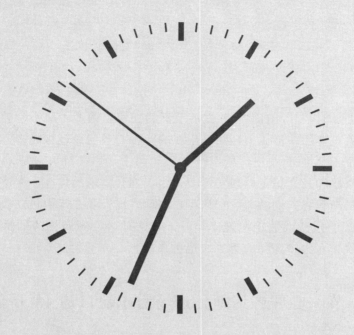

第一章

心理咨询师，神秘的职业前景广

随着社会生存压力的加大、生活节奏的加快，诸多矛盾不断涌现，使现代人承受着更多的精神压力，随之出现的各种心理问题越来越多，心理健康也越来越受到人们的关注。所以，在工作和生活中，拥有健康的心态已经成为家庭幸福和社会稳定的现实需要。由于社会需求的加大，促进心理健康的职业已日渐引起人们的关注和认可，心理咨询行业在国内正在快速升温！心理咨询师的报考人数也在连年攀升，有的地区心理咨询师的报考人数已经成为仅次于人力资源师的第二大报考人群！

第一节　心理咨询师，市场需求缺口达 43 万左右

人们的心理在随时代而变化。从改革开放到市场经济的转变，人们在生活和工作得到翻天覆地变化的同时，心理往往承受着巨大的压力，各种心理问题不禁显现，家庭暴力、失业轻生、经济犯罪等现象日益增多。

一项全球性医学研究指出，世界各地每年估计有 100 万人自杀，其中 30% 来自中国。我国各类精神疾病患者人数超过 1 亿人，其中大多数是抑郁症患者。而我国这一行业的心理咨询人员却远远满足不了这个需求，巨大的市场需求对心理咨询行业提出了严峻的需求挑战。所以，"从长远来看，随着人们观念的开放和对心理咨询师的认同，这个职业肯定会有很好的前景"。这是很多人都明白的道理，也是越来越多的人想进入这个行业的理由，也是这个行业被尊称为职场"新贵"的缘由。

在我国，心理咨询行业之所以成为"新贵"，主要原因在于巨大的市场需求缺口。2017 年 8 月 25 日在北京召开的第十次全国心理卫生学术大会上

的数据显示：我国心理咨询师的人员缺口数量达 43 万左右。在我国 13 亿人口中，患有严重精神和心理障碍疾病的患者达 1600 多万。患有不同程度精神或心理障碍需要专业人员干预的人数则更多，估计达到 1.9 亿人。

一、国外：高薪高门槛

开创于 20 世纪 20 年代的心理咨询行业，在西方国家已经成为当今人们生活中的一项重要内容。每当人们产生烦躁、焦虑等心理问题的时候，都会去寻求心理咨询师的帮助。其消费也早已如同法律咨询、减肥一样深入人心。在国外，心理咨询师的作用非常巨大，根据美国疾病中心的报告（1996），由于采用了健康促进计划（主要改变人们的生活方式、行为习惯和调节心理因素，而非靠药物的发明和医疗措施的改进），20 世纪 70 年代以来，高血压发病率下降 55%；脑中风发病率下降 75%；心脏病发病率下降 37.6%；糖尿病发病率下降 50%。

既然心理咨询作用如此巨大，那心理咨询师在收入上就非常可观。在国外，心理专家和律师、医生等都属于高端行业。在美国，一个著名的博士学历的心理咨询师的年收入为近 8 万美元，折合人民币为 546224 元，日收入为 1923 元人民币，每天按接待 4 个来访者算，每次咨询 1 小时，每小时咨询费为 480 元人民币。所以，美国《CNN 财富》杂志和 Salary.com 网站日前共同评出了 2006 年美国十大最佳工作，心理咨询师作为新兴的朝阳职业，以可观的职业收入和高尚的社会层次列居第十位。

国外心理咨询师的收入不菲，但进入门槛也不低，因为国外职业心理咨询的从业要求非常严格。如在美国，想要成为一名音乐治疗师，本身必须先要经历 25 次治疗，而且都是正常付费治疗，然后是 25 次督导，都要花钱来完成，大概需要两年时间。而在成为正式治疗师后，仍要定期经受督导和治疗。心理咨询师的最低标准是，必须拥有通过美国行业协会鉴定的咨询心理学相关专业的硕士学历，毕业后必须先去医院或者诊所免费做助理工作人员 1 年到 2 年，才可能做正式的心理咨询或治疗专业工作者。在欧洲，一名咨询师或者心理治疗师至少是硕士，要学习 5 年～ 7 年，最后一年就要投入临床实习训练。必须通过资格认定机构的资格审查和认证，并获得心理咨询"执照"，才能进入心理咨询行业。

二、国内：心理人才发展前景越来越看好

与国外的市场情况相比，国内心理咨询师职业同样蕴藏着巨大的潜力，有资料显示，目前我国13亿人口中有各种精神和心理障碍的心理亚健康人群达到7亿人，心理服务需求者2.5亿人，心理治疗需求者8000万人。"中国目前持证心理咨询师有90万人，从事心理咨询工作者不足十分之一，从人数上来说还存在很大缺口。"所以，中国心理咨询行业存在较大就业潜力。

相关统计显示，中国当前的心理咨询行业得到了迅速发展，逐渐走向职业化。政府大力推动心理咨询行业的发展，三级甲等医院均要求成立心理科，中小学学校都要求配备心理咨询师，许多企业已经将心理咨询纳入了企业培训的范畴。目前，在教育、医疗、武警、监狱、残联、妇联、社区、企业等系统均设立专业心理咨询机构，心理咨询师已陆续开展心理咨询工作。各行各业的心理咨询机构也正强烈需求更多的专业心理咨询师投入到心理健康这项事业中来。

此外，心理教育工作也蓬勃开展，现在有很多教育机构，不论是政府、民营都在开设跟心理相关课程。可以看出，中国的心理咨询行业正逐渐走向职业化。

第二节　国内行业准入在逐年提高

对于国内心理人才的就业与发展前景，应该说是越来越好。从专业系统来说，目前开设心理系的高等院校已经有上百家，以前主要是做基础心理学这个方向，现在咨询心理学、临床心理学这些方向也越来越多，心理系的研究生也在逐渐增加，像北师大心理系的学生一毕业，就会被企业抢走，有的还有户口都被单位解决了。此外有需求的还有社会上的一些心理咨询中心和跟心理相关的一些职业，如人力资源工作者等。在国外的企业里面称为"员工关系专员"，有的企业内部称为EAP咨询师，因为EAP是由外面专门的咨询公司提供服务，但是内部需要有这么一个岗位去对接，所以企业内部也需要心理咨询专业人员。

但事实上，要想成为一名心理咨询师并不简单，国家对心理咨询师的报考资格设置的门槛越来越高。

从2002年7月心理咨询师国家职业资格项目正式启动，全国统一每年

进行两次资格考试。对心理咨询师职业分三个等级，分别为心理咨询师三级、心理咨询师二级、心理咨询师一级。国家规定心理咨询师三级必须具备"具有心理学、教育学、医学专业本科及以上学历"等条件，而要想成为心理咨询师一级，其条件近乎苛刻，其中包括"具有心理学、教育学、医学专业博士学位，经心理咨询师一级正规培训达规定标准学时数，并取得结业证书，且连续从事心理咨询工作满 3 年"这样的规定。2017 年 9 月 12 日，人社部发布了（2017）68 号文件《关于公布国家职业资格目录的通知》后，心理咨询师的职业资格考试已经取消。取而代之的，则是对专业度要求更加高的系统学习和修炼要求。

第三节　就业机会多但责任重

心理学最早进入中国在 20 世纪初到 20 年代。1917 年，经曾在德国冯特实验室学习的著名教育家蔡元培先生倡导，北京大学创立了中国第一个心理学实验室，后来上海、北京、重庆等地开始出现心理诊所。1998 年以前，在上海乃至全国的各大城市，"心理咨询"这一舶来品大多只存在于医院和高校。"心理咨询师"也不属于国家《职业大典》所认可的正式职业。2001 年"职业标准"的出台向外界放出了信号，心理咨询将走向合法化、正规化。英国 BBC 广播电台、美国公共全国广播电台、美国新闻周刊和日本朝日新闻等媒体纷纷前来采访，用好奇的口吻告诉全世界："中国人也有心理咨询了"，"中国人的选择增多了"。

在某种程度上，心理咨询行业的发展状况已经成为一个国家社会发达程度的标志。在中国，心理咨询行业虽然还比较稚嫩，但已经开始起步。毋庸置疑，国内的心理咨询行业虽然发展较快，但还是属于起步阶段。目前国内心理咨询师行业标准的制定主要借鉴了《美国心理学工作者的伦理学原则和行为规范》，相比于西方完备而庞大的学科体系，心理学在中国仍只是个新生儿，但心理咨询的职业化和市场化前途无疑是光明的。作为一个新兴的行业，心理咨询师肩负着国际化与本土化并重的任务。相关部门的数据也显示，目前需要设置心理咨询师岗位的行业系统主要集中在卫生、教育、团委、司法和残联等几个领域。虽然机会较多，但是对于想从事心理咨询行业的人来说，责任也是非常重大的。

第四节　大众对心理咨询师的需求越来越普遍

心理咨询在今天的社会中已经为越来越多的人所接受，但是，在现实生活中，会有多少人需要心理医生？有多少人会主动去看心理医生？人们通常都是在什么情况下去看心理医生？2013 年，数字 100 市场研究公司曾对此做了调查。调查范围为：北京、上海、广州等特大型城市；省会城市等主要城市和地区；中小型城市。接受调查的年龄段为 25 － 45 岁的人群范围，男女比例为 55.3%：44.7%。调查结论主要有以下几个方面。

一、超过半数的人需要心理医生

在大众心理医生需求的调查中，出乎我们意料的是，有超过半数的人明确表示生活中需要心理医生，而需要心理医生的理由也很直接。在"你认为我们需要心理医生吗？"一项调查中，27% 的人表示需要："需要，有些事不能与身边的人讲，他们也不能给我指导"；24% 的人对心理医生的需求更为迫切，且要求较高："需要，需要更多、更专业的心理医生"；21.6% 的人认为自己目前心理很健康，自己不需要心理医生，但是周围的人需要。只有 13.2% 的人觉得自己不需要心理医生，因为"以前没有心理医生我们也过得好好的"。

从这项调查来看，大众对心理医生的需求是非常明显的，认同或者需要已经超过 50% 多的比例。

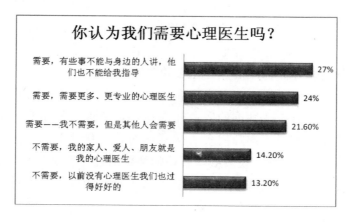

你认为我们需要心理医生吗？

需要，有些事不能与身边的人讲，他们也不能给我指导	27%
需要，需要更多、更专业的心理医生	24%
需要——我不需要，但是其他人会需要	21.60%
不需要，我的家人、爱人、朋友就是我的心理医生	14.20%
不需要，以前没有心理医生我们也过得好好的	13.20%

二、62.1% 的人是通过电视的访谈节目了解心理医生的，其次为专业课程

　　有市场，有需求，那么，在越来越被大众接受的心理咨询行业中，如今的人们都是通过什么渠道去了解心理医生的呢？调查中，第一位 62.1% 的人是通过电视的访谈节目来了解心理医生的；第二位是通过专业的培训和推广；第三位是听身边的亲友说起的；表示从来没听说过的只占 6.1%，是极小的人群。

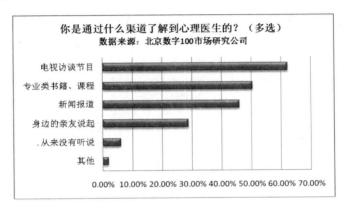

你是通过什么渠道了解到心理医生的？（多选）
数据来源：北京数字100市场研究公司

三、"更好地了解自己"和"情感困扰"是人们去看心理医生的主要原因

　　从了解到认可，是心理医生在人们的头脑中逐渐被接纳的过程，而作用才是让心理医生在头脑中稳固的基础。所以当问及"你去看心理医生的原因是什么？"一项时，排在首位的是为了"更好地了解自己"；排在第二位的是"情感困扰"；第三位才是"身心疾病"；"家庭困扰""职业发展""人际关系"等也在咨询的范围。有此可以看出，去看心理医生的并不全是"病人"，大多数是去寻求一种倾诉的对象或者释怀的办法。

　　虽然大众对心理医生的认可度目前来看还是比较高的，但实际生活中遭遇困境，难以承受时，54.4% 的人会有去找心理医生的想法，却由于某种因素而没有付诸行动；37.8% 的人从来没想到在生活中遭遇困境，难以承受时去找心理医生；只有 7.8% 的人表示"生活中遭遇困境，难以承受时"会去找心理医生，并且已经付诸行动了。

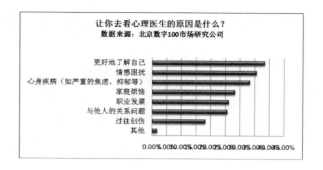

四、不去看心理医生的原因：30% 的痛苦自己抗

那么，是什么原因让遇到心理问题的人认可心理医生，但又不去看心理医生呢？调查显示，30% 的人在遇到心理问题时表示"我觉得自己能扛得住，没必要去看心理医生"；20.8% 的人不去找心理医生的原因是因为"费用太高"，自己难以承受；有 20.1% 的人表示"不知道去哪里找心理医生"；6.9% 的人根本不信任心理医生，认为"脑子有病才去看心理医生，我是正常的"。

其实，从这一项上看，大众表现出来的还是对心理医生的认可度和接受度，才导致虽然有去看心理医生的意识，但却行动迟缓。

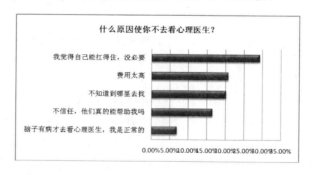

五、找心理医生渠道不畅通是部分原因

上面的数据中有 20.1% 的人表示"不知道去哪里找心理医生"，说明了心理医生的找寻途径还是欠畅通的。据调查显示，目前，需求者找心理医生的主要途径第一是网络搜索；第二是朋友介绍；第三是媒体报道。而广告的途径是最少的。这说明我们的心理咨询行业还是需要有更多的途径来帮助大众认知的，以达到不断普及的目的。

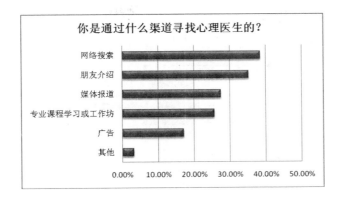

六、"接受大众咨询"的心理咨询师居多

无论渠道是否畅通，大众对心理咨询还是比较认可的。尤其是心理咨询师在大众面前的地位还是比较高大，这在"你去咨询过的心理医生都是什么身份？"一项调查中能明显感受到。调查显示，去寻求心理医生帮助的人中，寻找过的对象是心理咨询师的占42.7%的；是心理治疗师的占14.2%；"做过一些培训的工作坊导师"身份的占5.5%；还有一部分"精神分析师"的身份。

从这一点可以看出，大众对心理咨询师的认可度还是高于其他心理医生的。

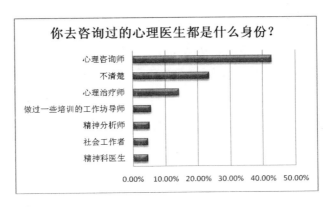

七、"对话谈论法"最被认可

心理不舒服找心理咨询师，那么大众对心理咨询师实施的哪种治疗方法最认可呢？本次调查中，42.7%的人最常得到的是"对话讨论法"的治疗；20.5%的人接受的是"心身疗法"的治疗；另外常用的就是"交互分析法""精

神分析""行为疗法""家庭疗法"等方式。而这些方式中，大众认可的就是"对话谈论法"，也是心理咨询师常用的方法之一。

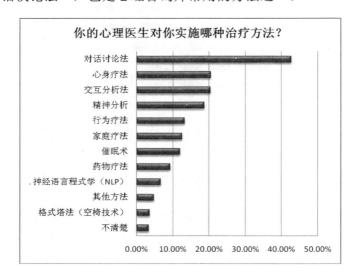

八、大众看心理医生的"持续性"差，呈现两个极端

心理医生虽然在逐渐被大众认可，但是，从调查结果来看，大众看心理医生的持续性比较差。91%的人只看了一次就不再去了；但另有一小部分人总在频繁地去看心理医生，形成了一种依赖。而去看一次心理医生的人不再去的原因是"我已经得到需要的知识和指导，接下来应该靠自己的力量应对了"；"心理医生用的方法好像不适合我，对我没有帮助"占第二位；随后是"医生已经帮我走出困境，我不需要了"；另有12.3%的人表示："我找的心理医生太不专业了，所以我不去了"。总之，原因较多，造成了看一次心理医生就不再去的情况。

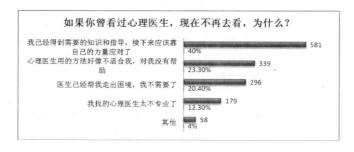

但是，无论是否会持续去看心理医生，看过心理医生的人还是感觉通过

与心理医生面对，自己多多少少还是发生了些改变。"学习到另一种看待事物的方法"是大部分人的感受，这部分人占30%；"通过与心理医生的对话，对自己更加了解"的占28.6%；与之前相比，"感觉好多了，痛苦减轻了"和"重新找回自信"分别占到了22%；此外，还有人感觉到咨询完心理医生后，自己过上了"更和谐的家庭生活"；或者"整个人脱胎换骨，基本上全都改变了"，这部分人群虽然只有6.4%，但是，已经足够能说明心理咨询在人们生活中的重要作用了。

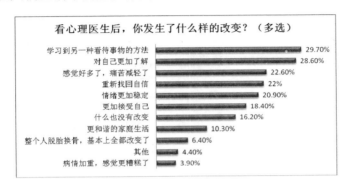

但到了2016年，民众对心理咨询咨询行业的认识又上升到了新的层面，下面壹心理关于心理咨询行业的调查数据，又为关注心理咨询行业的人们对自己职业的选择增添了更好的借鉴。

《2016年心理咨询行业洞察报告》

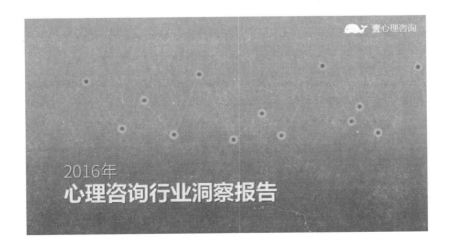

心理咨询行业洞察报告

壹心理咨询

报告核心内容

心理咨询需求变化趋势、用户对心理咨询的认知、用户心理咨询行为

数据来源说明

报告中的数据来自三个方面：
①壹心理用户调查问卷，共收集有效问卷507
②壹心理用户行为数据，共561份
③网络数据：百度指数

壹心理咨询 策划

用户选择心理咨询的原因是？

13.6% 好奇	3.6% 好友推荐	40% 发展困惑
10% 其它	36.4% 精神痛苦	69.1% 解决个人问题

壹心理咨询 策划

用户通过哪种途径找到心理咨询师？

壹心理咨询 策划

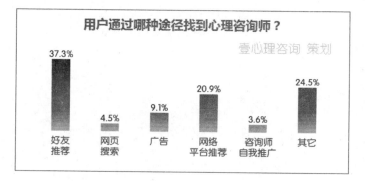

- 37.3% 好友推荐
- 4.5% 网页搜索
- 9.1% 广告
- 20.9% 网络平台推荐
- 3.6% 咨询师自我推广
- 24.5% 其它

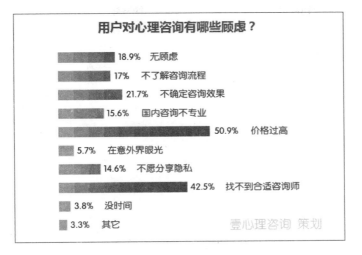

用户对心理咨询有哪些顾虑？

- 18.9%　无顾虑
- 17%　不了解咨询流程
- 21.7%　不确定咨询效果
- 15.6%　国内咨询不专业
- 50.9%　价格过高
- 5.7%　在意外界眼光
- 14.6%　不愿分享隐私
- 42.5%　找不到合适咨询师
- 3.8%　没时间
- 3.3%　其它

壹心理咨询 策划

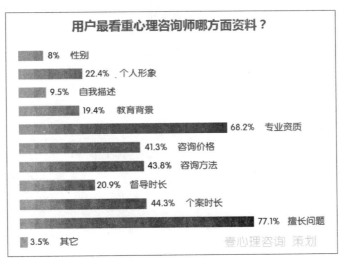

用户最看重心理咨询师哪方面资料？

- 8%　性别
- 22.4%　个人形象
- 9.5%　自我描述
- 19.4%　教育背景
- 68.2%　专业资质
- 41.3%　咨询价格
- 43.8%　咨询方法
- 20.9%　督导时长
- 44.3%　个案时长
- 77.1%　擅长问题
- 3.5%　其它

壹心理咨询 策划

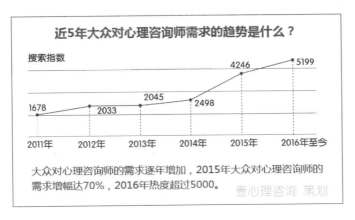

近5年大众对心理咨询师需求的趋势是什么？

搜索指数

- 2011年　1678
- 2012年　2033
- 2013年　2045
- 2014年　2498
- 2015年　4246
- 2016年至今　5199

大众对心理咨询师的需求逐年增加，2015年大众对心理咨询师的需求增幅达70%，2016年热度超过5000。

壹心理咨询 策划

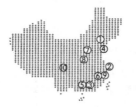

哪些城市对心理咨询师需求最多？

1. 北京　6. 杭州
2. 上海　7. 郑州
3. 广州　8. 武汉
4. 天津　9. 苏州
5. 深圳　10. 成都

排名前10的城市主要是沿海经济发达地区，北京、上海的需求尤为强烈。

壹心理咨询 策划

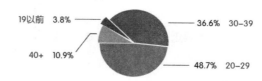

哪个年龄层是心理咨询的主力人群？

19以前　3.8%

40+　10.9%

36.6%　30-39

48.7%　20-29

20 - 29年龄层是心理咨询最核心人群，其次是30-39年龄层，这两个年龄层咨询占比85.3%。

壹心理咨询 策划

男女性寻求心理咨询服务有何差异？

 VS

男
26.4%

女
73.6%

壹心理咨询 策划

女性更倾向寻找心理咨询服务，男女咨询比将近3:7。

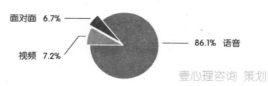

咨询方式有哪些新变化？

面对面　6.7%

视频 7.2%

86.1%　语音

相比面对面、视频咨询这两种咨询方式，大众更倾向选择语音咨询，可能与这种方式比较轻、私密、方便等因素相关。

壹心理咨询 策划

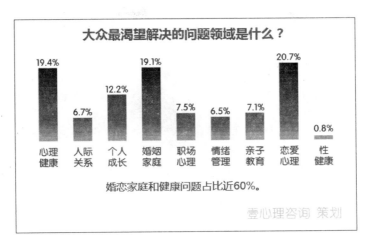

大众最渴望解决的问题领域是什么？

婚恋家庭和健康问题占比近60%。

壹心理咨询 策划

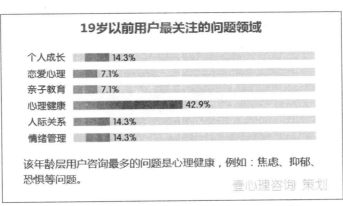

19岁以前用户最关注的问题领域

该年龄层用户咨询最多的问题是心理健康，例如：焦虑、抑郁、恐惧等问题。

壹心理咨询 策划

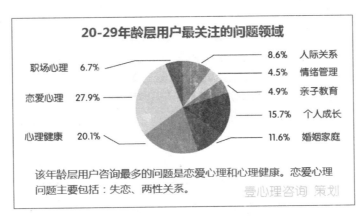

20-29年龄层用户最关注的问题领域

该年龄层用户咨询最多的问题是恋爱心理和心理健康。恋爱心理问题主要包括：失恋、两性关系。

壹心理咨询 策划

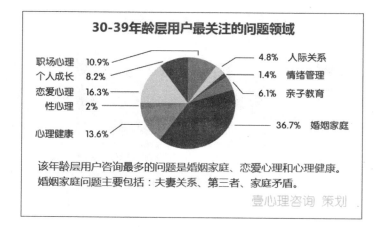

30-39年龄层用户最关注的问题领域

职场心理 10.9%
个人成长 8.2%
恋爱心理 16.3%
性心理 2%
心理健康 13.6%

4.8% 人际关系
1.4% 情绪管理
6.1% 亲子教育
36.7% 婚姻家庭

该年龄层用户咨询最多的问题是婚姻家庭、恋爱心理和心理健康。
婚姻家庭问题主要包括：夫妻关系、第三者、家庭矛盾。

壹心理咨询 策划

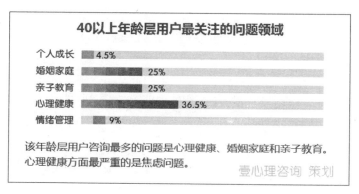

40以上年龄层用户最关注的问题领域

个人成长 4.5%
婚姻家庭 25%
亲子教育 25%
心理健康 36.5%
情绪管理 9%

该年龄层用户咨询最多的问题是心理健康、婚姻家庭和亲子教育。
心理健康方面最严重的是焦虑问题。

壹心理咨询 策划

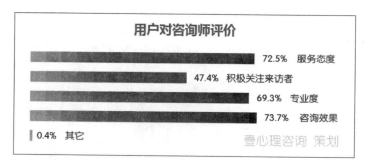

用户对咨询师评价

72.5% 服务态度
47.4% 积极关注来访者
69.3% 专业度
73.7% 咨询效果
0.4% 其它

壹心理咨询 策划

　　从以上报告的数据可以看出，市场缺口和就业机会非常显著，大众越来越明确地认知，心理咨询工作的市场潜力是巨大的，这个行业肯定是非常有前景的。接下来，应该就是从业者的努力了。

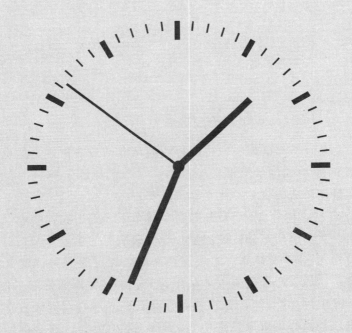

第二章

心理咨询行业迎来发展的春天，
就业途径越来越多

　　目前，大家似乎都认为心理咨询行业的从业前景非常好，这也是连续多年的心理咨询师考试各个培训机构都"满员"的原因。并且，在一些地区还一度出现赶超"人力资源师"考试的趋势。

　　在 2017 年初，国家 22 个委办局联合发布了《关于加强心理健康服务的指导意见》，文件包括充分认识加强心理健康服务的重要意义、总体要求、大力发展各类心理健康服务、加强重点人群心理健康服务、建立健全心理健康服务体系、加强心理健康人才队伍建设、加强组织领导和工作保障等 7 部分内容。提出到 2020 年，各领域各行业普遍开展心理健康教育及心理健康促进工作，全民心理健康意识明显提高；到 2030 年，符合国情的心理健康服务体系基本健全，全民心理健康素养普遍提升的分阶段目标。 这份文件也是我国第一个加强心理健康服务的宏观指导性文件，对已经进心理服务领域的从业者们，无疑成了最大的利好。如此市场前景大好的心理咨询业，可以说是迎来了发展的春天。喜欢心理学或者正在学习心理咨询的你，面对如此好的就业环境，你准备好了吗？

　　虽然心理咨询领域的就业市场环境会越来越好，但是，想在自己喜欢的这个行业内就业并发展，除了非常扎实的入门基础知识之外，还需要有系统的学习和一定的实践来支撑。

　　在心理咨询这个行业中，都有哪些领域可以去发展？现在的市场环境中又会有哪些就业机会？在未来，哪些行业更有利于心理专业人才的进入或者存在新的就业机会？下面，我们就心理咨询在不同行业的现状及发展前景做个解析，让求职者对本领域有个深刻的了解。

第一节 传统就业环境的状况

心理学在中国是一门新兴学科，应用方面和重视程度都越来越高，就业岗位也相对增多了不少，但相对于每年毕业生增加的量，职位的增量还是不尽人意。大部分主要还是分布在教师、咨询师方面，这也就限制了其就业范围。下面就对这些岗位与专业的联系进行具体分析，供大家参考。

一、学校中的心理教师：稳定的职业

近年来，全国上下都在提倡素质教育，而与之相关的青少年心理健康问题也随之受到重视。此前绝大部分学校都不曾配备心理学方面的专职教师，而现在，大部分稍具规模的中小学都会配备一名或几名心理学教师。但是，这些心理教师并没有发挥出自己应有的作用。

因为对于中学来说，心理健康不属于升学硬指标，所配备的教师就只是在教育部门检查或媒体曝光时才能受到"礼遇"。所以，用"暗香"称谓再合适不过了。

高校是心理学研究生毕业以后的主要去向之一。近年来高校对于学生的心理健康问题越来越重视，纷纷开设心理学的公共课，一般由心理学硕士担任高校心理公共课的教师，这无疑扩大了心理学研究生的就业面。所以，对于心理学硕士来说，最好的就业方向之一就是进入高校的心理学系和教育系成为一名心理学教师。

在薪资待遇上，高校从事心理教学的教师也存在着地区差异。中小学教师一般平均待遇水平只能说中等偏下，所以不太具有诱惑力。

虽然去学校待遇水平较低，缺少竞争氛围，但也有学校的优势，即相对稳定，能有效发挥专业的特长。用发展的眼光看，心理素质教育终究是主流，因此有希望能受到重视，获得发展，这从近来各大院校对心理健康的重视程度中已经能感受到了。

二、公务员系统：优势大，压力也大

公务员，在任何行业都是职场人热盼的岗位，虽然最终进去的人少之又少。现在，招心理学毕业生的对口公务员职位一般会在政法系统，如公安局、劳教所、监狱、边检站等。特别是监狱，目前已开始设立心理矫治科，对罪犯开展心理矫治工作，现在大部分的监狱都有这个部门。另外，部队每年也会补充一些心理学方面的毕业生入伍。

上述单位一般对于受聘人员的身体要求比较严格，有的还需要进行体能测试。但必须考虑的是，长期面对一群不被社会认可的人，工作人员本身也得花时间调整自己的心态。而且，大部分对口职务工作性质艰苦，地处偏远（主要是监狱等单位）。但优点是：稳定、专业对口，拥有大量心理研究真实案例，能培养实践能力。

因为在以上机构中工作，大都属于政法系统，所以待遇相对来说并不低。一般岗位也会有 5000 元左右，其中还不包括各种福利。同时，政法系统的不定时调薪的数目及幅度也是比较可观的。在这样的系统内，虽然心理压力比较大，但是却非常稳定。

三、企业职位：前景广阔，压力大

在一般的企业岗位设置中，适合心理学毕业生从事的主要是人力资源管理和销售、市场分析等职位。这些岗位能利用到我们在大学学过的统计和心理测量、消费心理和广告心理等专业知识。也就是说，如果打算在毕业后进入企业从事管理方面的工作，从现在开始，对于上述课程就得"精打细算"，并且争取拿到相关专业的课程来自学，最好的办法当然是利用休息时间找到相关的职位进行实习，然后再针对实习经验多看书、看专业杂志。

从事人力资源方面的待遇视地区、行业不同而不同，人力资源职位在拥有一定工作经验和能力后，原始学历上的专业就不重要了，待遇一般在 2500 元～ 8000 元之间，当然，资深人士另说了。

市场研究方面的职业普遍月薪在 2000 元～ 6000 元之间，并且，随着市场需求的增长，还很有升值前景，发展空间大。从事市场工作后，在心理研究方面的兴趣会逐渐消退，进而被工作业绩所替代。但无论怎么发展，熟悉心理知识还是一大优势。

四、医院和诊所：进门不易

学习临床心理学和医学心理学的学生，可以去医院或心理诊所从事心理咨询和治疗的工作，但是以中国现今对心理医生的需求，再加上去医院需要有行医执照，难度比较大。不过，如果能进入到医疗机构中，发展前景还是非常不错的。

医院中的心理咨询师还不是很普遍，通常在精神科或者精神病类的医院比较常见，所以，因其特别的治疗方式，自身的待遇相对来说还是不错的，但也不会过高，收入基本与一般医疗机构相仿。

五、自由心理咨询师：前景看好，现状难堪

相信大多数同学之所以填报心理学，最主要的还是因为羡慕传说中心理咨询师们的"妙手回春"之法。其实，心理咨询师远没有想象中的那么神秘。在西方国家，心理咨询师是一个很体面的职业，工作领域非常的广阔，涉及许多专业，包括学校咨询、事业咨询以及多元文化咨询。通常，咨询顾问帮助客户们做出决定，适应变化，以及解决在日常生活中日益突出的，如个人的、社会的、教育的、职业的问题。随着对禁毒、防止酗酒和家庭暴力的逐渐重视，保健组织中的就业机会也越来越多。而且待遇也非常不错，这就是很多人对心理咨询行业既感觉神秘又有兴趣的主要原因。

自由心理咨询师优点是充分利用专业优势，行业前景看好。但缺点是：行业现状表现惨淡，收入不稳定。通常在理想的情况下，心理咨询一般按小时收费80到上千元不等，成熟的专业人士月收入才能达万元，但这些在国内还一时很难达到理想的标准。

第二节　新市场环境下就业渠道在哪里

在国内，心理学是一门新兴学科，人们对这个专业了解得不多，这在一定程度上限制了其就业范围。不过，目前由于就读人数相对较少，其就业前景还是比较乐观的。而且，在当今快速发展的社会，各种各样的竞争也随之愈演愈烈，来自各方的压力也在不断增加，人们也日益注意到了自身的心理健康问题。"心理学"这个专业也被许多在考研大军中拼搏的学子们看好。

但就目前的情况来看，国内心理学专业研究生毕业后，就业流向主要包括高校、公安司法机关、中小学、医院诊所、心理咨询机构等，从事咨询、研究、教学、心理辅导等工作。但实际的就业情况与薪酬水平、事业发展等，却不太理想。尤其是一些岗位，社会能提供的就业机会也并不多。所以，在市场中，抓住每一个新出现的就业机会就非常重要了。下面，我们就来介绍一下随着社会的发展，心理相关专业的就业机会，以及传统职位下心理相关职位的发展机会。

一、如何进入教育机构做心理教师?

一般情况下,中小学招的是本科生,加上收入较低,但不可否认的是,教育机构仍然是最具有前景的工作环境。

那么,教育机构中对求职者有什么要求?通过与多家教育机构的接触,我们总结有以下条件:首先是语言能力,一般的招聘条件都会这样写,普通话良好,善与人沟通,言语温暖、亲切。有咨询经验从业资格;年龄在30-40岁之间,本科及以上学历,心理学专业毕业,有心理咨询和学生心理辅导等方面的工作经验;有一定的授课能力,可担负心理健康教育教学工作等。符合这些基本条件后,上岗要做的工作是:全职负责学生精神卫生教育和心理干预式辅导,从心理学角度帮助学生认清自身问题,改变不良习性,从而树立正确的人生观、道德观、价值观。要能准确分析学生心理障碍,并将其去除,导向正面。除此之外,还要懂得和学生家长交流,能将学校办学理念、办学模式以及正面信息传递给每一个需要我们帮助的家庭。

在职位方面:教育机构设置的心理咨询办公室是比较适合进入的,虽然常规下该办公室会由学校外派培训的老师来填充,但是,假如你非常专业,并且具备一定的咨询技巧,能配合学校做好以上工作,是有机会的。在具体职位方面,会有教导主任,心理辅导员等职位。

在职位进入方面,有以下三条途径:

1. 正常渠道应聘。
2. 毕业后考入。
3. 社会活动中介入。

二、如何进入医疗机构做心理医生?

国外,心理危机干预已进行了数十年的实践,医院有急诊,社区有社会工作者。而国内,目前来看,心理咨询机构大多分散在各医院、大学或民间机构,国家尚无专门的管理和指导机构。虽然如此,就业机会和市场需求依然高涨。国内,精神类医院对心理干预人员的需求不断增加,心理医生被提到了一定的高度,业引起了一定的关注度。四川汶川震后期,心理志愿者大批奔赴四川,发挥了巨大的作用,心理治疗再次引起了社会的广泛关注。而四川仅仅灾后重建中就设立心理咨询门诊 2483 个,累计开展心理干预 25.75 万人次,心理支援灾医疗机构中的作用越来越大。就连一些国外医疗机构也在震后为灾区派来了心理专家，对灾民进行心理干预，他们带来了一些先进的治疗方法。这种情况下，心理学专业或者致力于心理学的群体，其就业机会在社会的需求下就水涨船高了。

学习临床心理学和医学心理学的学生，可以去医院或心理诊所从事心理咨询和治疗的工作，但是以中国现今对心理医生的需求，再加上去医院需要有行医执照，难度比较大，与其这样，还不如把就业的目光瞄准新建的医疗机构，在新的需求下发挥自己的作用。

进入医疗机构的途径：

（1）有一定经验积累者可凭自身的背景进入。

（2）应届毕业生应聘进入。

（3）心理学爱好者可边缘形式进入。

三、如何进入社会福利机构做儿童心理专家？

在我国，几乎每个县级以上的城市，都设有独立或综合的集中收养被亲人遗弃的孤残儿童的社会福利机构——儿童福利院。由于我国多数福利机构一般只配备专职的儿童保健医生、护士和特殊教育教师以及保育员，并未专门配置相关的儿童心理医生，因此，要为孤残儿童提供更好的心理健康服务，就目前来说难度较大。根据以往几十年的经验，孤残儿童从入院被集中养育到读书再到成人，能够接受专门的心理健康方面的教育机会不多。辽宁省心理学专家、沈阳军区总医院心理咨询门诊主任初俊杰教授说过，福利院的孩子大多数有被遗弃经历，性格比较内向、孤僻、自卑，很小就有失落感。生活在福利院环境的儿童比较封闭，他们只能从老师那里获得信息，信息源是单一的，这就制约了儿童的正常发育。可以说，福利机构未成年人心理健康问题的探索，是社会的需要，也是时代的要求。

所以，目前很多社会福利机构都开始配备儿童心理专家，在机构中为儿童进行心理调试。

进入社会福利机构的途径：

1. 常规的机构招聘渠道。

2. 志愿者的身份介入。

四、如何到企业去做心理咨询师？

心理学研究生去企业主要从事猎头、企业咨询和人力资源管理等工作。

但是由于人们对心理学这个专业还不是很了解，在企业里，心理学专业的研究生不如人力资源管理研究生具有竞争力。心理学的研究生还可以从事市场调研类工作，但是人数较少，一般是本科生较多。

此外，在企业做管理咨询，私营企业大概在 3000 ～ 5000 元（员工），如果到企业讲课的话，讲课费用一般是 1000 ～ 3000 元一天，最高可以做到 20000 元一天，但是能拿此高薪的人为数不多。

进入企业做心理咨询师的渠道：

1. 自办管理咨询类公司。

2. 去管理咨询类公司去工作。

3. 主动参与各种与企业相关的咨询活动。

五、心理咨询工作室 / 心理治疗机构

要问大多数人去考心理咨询师的目标是什么？相信会有大部分人回答是将来自己开办心理咨询工作室，或者与心理相关的服务机构。要知道，国内这个行业还不成熟，市场需求还在培育开发之中。从目前我国的现状来看，单纯从事心理咨询工作未必能够维持一定的生活水准，比较难获得较大的事业发展，要想有外国同行的薪水有待市场的培育和社会需求的发展。

所以，市场前景虽然不错，但是，生存与发展的门槛也不低。如果还依然想走这条路。以下进入渠道值得关注：

1. 自己开设心理咨询室。

2. 去心理咨询工作室 / 心理治疗机构工作。

3. 由各种公益活动进入。

第三节　就业前景＝过硬的积累

总体来说，心理学研究生的就业面还是比较广的，况且这是一门朝阳学科。随着人们对它了解的加深和社会经济的发展，需求量将日益扩大，就业前景乐观。究其原因，一是社会压力越来越大，人们需要心理辅导与帮助；二是心理咨询逐渐受到各个行业、各类企业的认可，正在引进与延伸中。在未来几年中，心理咨询顾问将成为一种心理学专业研究生就业的独特风景，而到高校从事教研工作仍然会是一个重要的就业途径。但是，无论哪种就

业前景，过硬的积累还是非常重要的。

现在大多数心理咨询比较单一使用的方法是认知疗法，所谓的认知疗法是向来访者讲道理。这个方法存在两个问题，一是认知疗法的效果直接取决于咨询师本身的认知水平；二是如果一个咨询师在某方面存在认知误区，那么咨询师对心理障碍的治疗就是不彻底的。

咨询可以归纳为几类：一类完全以自己的好恶来引导他人。例如，一患者在美国患病期间接受了多位咨询师的咨询，其中一位咨询师对他说："如果一个人总是欺负你，你有必要做反击。"实际上按这种推荐的模式处理人际关系，永远是冤冤相报。另一类是机械地运用自己从书本上学到的心理学知识，不懂得心理原理的实质内涵。国内很多人在运用森田理论，而有的咨询师对来访者说："它要去想，你就让它去想，要做到无为。"结果是很多人越想越严重，这是对森田理论的莫大曲解。因此，做心理咨询，一定是要根据"病症"来解决或者缓解各种问题的，很多是带有个性化的现象。例如，学校的心理咨询顾问们主要把精力集中在帮助中小学生们处理学业和个人问题；而康复顾问则主要帮助那些身体方面有问题的客户变得能自立；事业顾问帮助人们找到一份合适的工作，他们同样也帮助人们提高寻找工作的技巧以及应聘中面临的压力等。心理学研究方面的就业市场非常狭小，那些有博士头衔的人发现他们在为有限的就业机会而展开激烈的竞争。咨询顾问同样也涉及许多专业，包括学校咨询、老人医学、婚姻与家庭咨询、滥用财产咨询、康复咨询、事业咨询以及多元文化咨询。心理咨询以顾问的形式应该比较广泛，但还有一段路程要走。

不过在目前，心理学硕士比较好的前途还是进入企业，主要包括猎头（人才中介）、企业咨询和人力资源管理。进入企业从事的工作基本上与企业所从事的行业有关。可以帮助企业选拔人才、开展培训，也可以进行决策的咨询和衡量等。

附1：给心理学专业毕业生的建议

在学校里面当专业的心理辅导老师：现在一般每个学校都需要配备一名心理老师，对学生进行心理疏导。这对于应届毕业生是一个不错的的选择，但表面看似风光，实际待遇还是一般，优点是比较稳定。

社会的心理咨询室：这对于应届毕业生来说也是不错的选择，但是你要靠自己的办事能力和沟通能力，发展前途很大，需要时间的磨练，待遇看个人能力。

企业或者一些公共机关（如监狱，戒毒所，精神病院），对人才选拔提供方案心理调查或者心理疏导：这个选择也需要自己的能力，前途不可估量，待遇看个人能力。

去电台，广播的心理版块提供心理帮助：这个选择对你的普通话有要求，有挑战性，压力比较大，但工作时间短，就一两个小时，一般晚上工作，待遇相对来说较好。建议可以把这个当兼职来做。

政策资料解读：

《关于加强心理健康服务的指导意见》政策要点解读

国家卫生计生委、中宣部等22个部门印发《关于加强心理健康服务的指导意见》（以下简称《指导意见》）。文件包括充分认识加强心理健康服务的重要意义、总体要求、大力发展各类心理健康服务、加强重点人群心理健康服务、建立健全心理健康服务体系、加强心理健康人才队伍建设、加强组织领导和工作保障等7部分内容。为了更好地宣传、贯彻和实施《指导意见》，现就相关内容进行解读。

一、充分认识加强心理健康服务的重要意义

心理健康是人在成长和发展过程中，认知合理、情绪稳定、行为适当、人际和谐、适应变化的一种完好状态。心理健康服务是运用心理学的理论和方法，预防或减少各类心理行为问题，促进心理健康，提高生活质量，主要包括心理健康宣传教育、心理咨询、心理疾病治疗、心理危机干预等。从影响人民群众幸福安康、社会和谐发展的角度，提出加强心理健康服务的重要意义。

国家卫生计生委牵头制订《指导意见》，主要依据有：一是习近平总书记在2016年全国卫生与健康大会上提出，要加大心理健康问题基础性研究，做好心理健康知识和心理疾病科普工作，规范发展心理治疗、心理咨询等心理健康服务；二是《国民经济和社会发展第十三个五年规划纲要》明确提出，

加强心理健康服务；三是《"健康中国2030"规划纲要》提出，加强心理健康服务体系建设和规范化管理；四是各地各部门近年来已在各自辖区或领域开展心理健康服务的积极探索，具备了一定的工作基础。

加强心理健康服务，目前面临诸多挑战。一方面，随着经济社会快速发展，我国心理行为异常和常见精神障碍人数逐年增多，心理健康服务需求巨大。另一方面，因缺乏政策支持和引导，现有心理健康服务体系不健全，服务能力不足，管理能力滞后，政策法规不完善。

国家卫生计生委于2016年会同有关部门开展了多次调研、研讨，听取有关部门、心理健康服务专业机构和社会组织及心理学、精神医学、社会学专家意见建议。在先后6次征求各省（区、市）、有关部门、专业机构及社会组织、各领域专家意见的基础上，形成了《指导意见》的文件内容，近日以22个部门名义印发各地。

二、总体目标

（一）关于指导思想

心理健康服务涉及社会生活的方方面面，涉及社会各行业各领域及每一个社会成员，具有广泛的社会性和普遍性。该文件作为我国第一个加强心理健康服务的宏观指导性文件，强化政府和有关部门对心理健康服务的责任，从如何提供服务、服务内容、服务对象等方面加强顶层设计，提出强化政府领导、明确部门职责、完善服务网络、加强人才队伍建设、服务重点人群、培育心理健康意识，最大限度满足人民群众心理健康服务需求，形成自尊自信、理性平和、积极向上的社会心态的指导思想。

（二）关于基本原则

一是考虑加强心理健康服务，首先要普及和传播心理健康知识，加强人文关怀和生命教育，为此提出"预防为主，以人为本"的原则。

二是强调心理健康服务有赖于党委政府的重视和部门推进落实，还需要单位、家庭、个人承担相应责任，提出了"党政领导，共同参与"的原则。

三是参考发达国家和地区经验，着眼于心理健康服务长远制度建设，同时充分考虑我国目前实际情况，提出"立足国情，循序渐进"的原则。

四是鉴于心理健康服务需求的多样性及个体差异性，并注重心理健康服务的科学性，提出"分类指导，规范发展"的原则。

（三）关于基本目标

根据我国心理健康服务需求和各地及有关部门实际工作情况，并考虑实现目标的可行性，提出到 2020 年，各领域各行业普遍开展心理健康教育及心理健康促进工作，全民心理健康意识明显提高；到 2030 年，符合国情的心理健康服务体系基本健全，全民心理健康素养普遍提升的分阶段目标。

三、大力发展各类心理健康服务

首先，针对社会大众群体，全面开展心理健康促进与教育。一是通过多种形式和平台，广泛开展心理健康科普宣传，特别是创作、播出心理健康宣传教育精品和公益广告。二是采用群众喜闻乐见的形式，将心理健康知识融入群众文化生活。三是运用门户网站、微信、微博、手机客户端等平台，创新宣传方式。四是要求各类媒体树立正确的舆论导向，营造健康向上的社会心理氛围。五是倡导"每个人是自己心理健康第一责任人"的理念，引导公民主动调适情绪困扰与心理压力。

其次，针对有心理行为问题困扰和心理疾病的人群，提供心理咨询和心理治疗服务。一是通过心理健康专业人员的引导和支持，帮助公民完善人格，解决心理困扰，预防心理问题演变为心理疾病；二是倡导大众科学认识心理行为问题和心理疾病对健康的影响，引导心理异常人群积极寻求专业心理治疗；三是由医疗机构或专业心理健康服务机构为心理疾病患者提供规范的诊疗服务。

再次，针对各类突发事件处于心理危机中的人群，做好心理危机干预和心理援助工作。在突发事件发生时，开展有序、高效的个体危机干预和群体危机管理。在事件善后和恢复重建过程中，对高危人群持续开展心理援助服务。

四、加强重点人群心理健康服务

（一）普遍开展职业人群心理健康服务

针对职业人群工作压力大、职业倦怠比例高的现状，要求各机关、企事业和其他用人单位制定实施员工心理援助计划，为员工提供健康宣传、心理评估、教育培训、咨询辅导等服务。为处于特定时期、岗位、经历特殊事件的员工，提供心理疏导和援助。

（二）全面加强儿童青少年心理健康教育

儿童青少年时期的心理健康状况将深刻地影响其未来人格发展。因此，文件要求学前教育机构、特殊教育学校、中小学、高等学校等各级各类学校加强心理健康教育，培养学生积极乐观、健康向上的心理品质。此外，对大学生自杀预防、留守和流动儿童的心理健康服务，遭受欺凌和伤害的儿童青少年心理创伤干预提出了要求。

（三）关注老年人、妇女、儿童和残疾人心理健康

调查显示，老年人、孕产期及遭受性侵、家暴的妇女、留守儿童、残疾人是心理健康服务的重点对象。文件要求各级政府及有关部门尤其是老龄办、妇联、残联和基层组织，充分利用各种资源和优势，通过培训专兼职社会工作者和心理工作者、引入社会力量等多种途径，为老年人、妇女、儿童、残疾人等重点人群提供心理辅导、情绪疏解、家庭关系调适、纠纷调解等多种形式的心理健康服务。

（四）重视特殊人群心理健康

流浪乞讨人员、服刑人员、刑满释放人员、强制隔离戒毒人员、社区矫正人员、社会吸毒人员、易肇事肇祸严重精神障碍患者等人群，社会支持差，融入社会困难，常遭受排斥和歧视，易产生心理问题。文件要求健全特殊人群帮扶体系，加强人文关怀和心理疏导，帮助其融入社会；高度关注其心理健康，加强心理危机干预，预防和减少极端案（事）件的发生。

（五）加强严重精神障碍患者服务管理

近十余年来，在国家有关部门支持下，各地卫生计生、综治、公安、民政、人社、残联等部门加强合作，在患者登记报告、救治救助、康复服务等方面开展了大量工作，取得了显著成效。文件按照《全国精神卫生工作规划（2015-2020年）》要求，提出多渠道开展患者日常发现、登记、随访、危险性评估、服药指导等服务，提高患者医疗保障水平，做好医疗康复和社区康复的有效衔接。

五、建立健全心理健康服务体系

心理健康服务涉及各个行业和部门。如何将心理健康服务延伸到社会的各个方面，全方位地为各类人群提供服务，建立健全服务体系至关重要。按照整合利用各行各业资源，调动各类专业机构积极性的思路，文件从健全各行各业服务网络、搭建基层平台、培育社会心理健康服务机构、加强医疗机构服务能力等方面，明确了体系建设的框架设计。

（一）建立健全各部门各行业心理健康服务网络

为做好心理健康服务，要铺设一张覆盖全社会的心理健康服务网络。文件提出，各级机关、企事业和其他用人单位（主要指民营机构）依托工会等现有资源建立心理健康辅导室，开展职业人群心理健康服务；各级各类学校建立心理咨询（辅导）室，开展学生心理健康教育和心理健康促进；公安、司法行政等重点部门普遍设立心理服务机构，开展系统内人员和工作对象心理健康服务。

　　（二）搭建基层心理健康服务平台

　　城乡社区是社会服务的基层单位，在城乡社区建立心理健康服务机构，对构建整体服务体系至关重要，可发挥网底作用，促进辖区居民心理健康。文件提出城市以社区为单位、农村以乡镇为单位，依托城乡社区综合服务设施或综治中心建立心理咨询（辅导）室或社会工作室（站）。通过购买服务等形式引导社会组织、社会工作者、志愿者积极参与心理健康服务。

　　（三）鼓励培育社会化的心理健康服务机构

　　近十多年来，在公众强大的心理健康服务需求的引导下，城市地区自发形成了一批社会化的心理服务机构，成为除精神卫生专业机构之外的一支重要社会力量。文件提出积极支持培育专业化、规范化的心理咨询、辅导机构，通过购买服务等形式支持其开展心理健康服务，为弱势群体提供公益性服务。同时，要求社会心理咨询服务机构加大服务技能和伦理道德培训。

　　（四）加强医疗机构心理健康服务能力

　　各级医疗卫生机构是规范开展心理健康服务的中坚力量。截至2015年底，全国有精神科执业（助理）医师2.77万人，心理治疗师仅5000余人，较经济水平相似国家仍有较大差距。精神科医师主要开展精神障碍诊疗服务，而面向普通人群和心理行为问题人群开展心理健康促进、心理咨询和治疗等工作较少。心理治疗师主要分布于精神卫生专业机构，服务对象主要为精神障碍患者和心理行为问题人群。

　　针对医疗机构心理健康服务人员少、服务能力弱等问题，文件要求精神卫生专业机构、综合医院、基层医疗卫生机构等提高心理健康服务能力，普及心理咨询、治疗技术在临床诊疗中的应用。一是精神卫生专业机构充分发挥引领示范作用，对各类临床科室医务人员开展心理健康知识和技能培训，建立多学科心理和躯体疾病联络会诊制度；二是妇幼保健机构为妇女儿童提供心理健康咨询与指导、心理疾病筛查与转诊服务；三是基层医疗卫生机构和全科医师要大力开展心理健康宣传和服务工作，探索开展社区居民心理评估、心理咨询服务；四是要充分发挥中医药作用，加强中医院相关科室建设和人才培养，促进中医心理学发展。

六、加强心理健康人才队伍建设

文件既参考发达国家心理健康专业人才的以学历教育为主的培养模式，又考虑我国专业人才培养基础薄弱的现状，将人才队伍建设远期目标和近期目标相结合，提出了心理健康服务人才队伍建设的制度性设计。

（一）加强心理健康专业人才培养

参考发达国家经验，要求加大专业人才培养力度，完善临床与咨询心理学、应用心理学等相关专业的学科建设，鼓励有条件的高等院校开设临床与咨询心理学相关专业，建设一批实践教学基地，并建立实践督导体系，逐步形成心理健康专业人才学历教育、毕业后教育、继续教育相结合的培养制度。

（二）促进心理健康人才有序发展

我国心理健康服务团队应包括精神科医师、护士、心理治疗师、心理咨询师、职业康复师、医务社会工作者等。为加强心理健康人才的规范、有序发展，卫生计生部门要加强专业人才培养和使用的制度建设，鼓励医疗机构引进临床与咨询心理、社会工作专业的人才。人力资源社会保障部继续负责心理咨询师职业资格鉴定工作，并加强规范管理，进一步完善心理咨询师国家职业标准，加强对培训机构的管理，改进鉴定考核方式，加强实践操作技能考核。同时，要求各部门、各行业对所属心理健康服务机构和人员加强培训、继续教育及规范管理。

（三）完善心理健康服务人才激励机制

为了增加心理健康服务的岗位吸引力，各有关部门要完善人才激励机制，畅通职业发展渠道，根据行业特点分类制定人才激励和保障政策。强调注重体现心理治疗服务的技术劳务价值；帮助专业人才实现自我成长和能力提升。

（四）发挥心理健康服务行业组织作用

发达国家经验表明，心理健康服务的规范管理一靠法律约束，二靠行业组织规范和引导。考虑我国心理健康服务行业刚刚起步，文件提出在政府主管部门的指导下，建立跨专业、跨部门的国家心理健康服务专家组，依托行业组织制定行业技术标准和规范，建立心理健康服务机构和人员登记、评价、信息公开等工作制度；建立国家和区域心理健康服务机构和人员信息管理体系，对各类心理健康机构服务情况适时向社会公布，逐步形成"优胜劣汰"的良性运行机制；建立行规行约和行业自律制度。

七、加强组织领导和工作保障

一是加强组织领导。强调各级党委、政府将加强心理健康服务、健全社会心理服务体系列入重要议事日程，作为政府目标管理和绩效考核的重要内容，建立工作机制和目标责任制。

二是明确部门职责。心理健康服务涉及各部门各行业各类人群。目前，各地心理健康服务工作进展不一，各部门工作千差万别。为了确保文件发布后各项政策措施的顺利实施，文件中明确了各项政策措施的责任主体，对有关部门职责进行了明确，尤其是对综治、卫生计生、教育、民政、人力资源社会保障等部门职责进行了具体规定。

三是完善法规政策。提出不断完善心理健康服务的规范管理，逐步将心理健康专业人员和机构纳入法制化管理轨道。要求各地各部门及时制定加强心理健康服务的相关制度和管理办法。鼓励各地建立心理健康服务综合试点，探索好的经验和做法，为其他地区提供示范引导。

四是强化基础保障。通过建立多元化资金筹措机制，鼓励社会资本投入等方式，支持基层开展心理健康服务。强调加大政府购买社会工作服务力度。

五是加强行业监管。完善心理健康服务监督机制，以属地为单位，规范心理健康服务机构从业行为，强化服务质量监管和日常监管，对心理健康服务机构定期评估。

六是加强相关科学研究。通过开展心理健康相关的基础和应用研究，将心理健康基础理论本土化，开展以中国传统文化、中医药为基础的心理健康理论技术研究，逐步形成有中国文化特色的心理学理论和临床服务规范；加强心理健康服务相关法律与政策等软科学研究，推广应用效果明确的心理干预技术和方法。

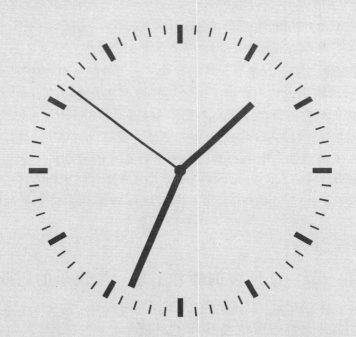

第三章

这样就能进入心理咨询行业

成为心理咨询师，你准备好了吗？有了证书就能从事心理咨询吗？初做心理咨询能养活自己吗？怎样才能让心理咨询成为自己的事业呢？入行多年的心理咨询师麦田曾向将要入行的准心理咨询师们介绍了自己的经验。

麦田表示，想做心理咨询师之前，不妨先问问自己几个问题：

你为什么想成为一名心理咨询师？是什么原因或动机让你想要跨入这个行业？你对这个行业了解多少？对自己即将从事的工作有什么期待？你是否的确适合加入？想要加入需要经过哪些程序？之后又会面临什么问题呢？

第一节　心理咨询师并不是一个快乐的职业

一、你可能会面临一个忧喜参半的环境

近几年，电视栏目中有关心理咨询的内容日渐增多，心理类图书也网上网下全线热销，原来深居校宅的专家教授们也开始抛头露面风光无限，不管是地震，还是金融危机，不期而至的还有越来越大的各种压力，更多的人身心疲惫。心理咨询，离我们越来越近，不论是去咨询别人还是被别人咨询，都显得那么充分必要。

有很多资料可以去查，网络时代，最不需大动干戈、最觉着大快人心的就是谷歌和百度的搜索引擎。你可以知道，国外平均一万人中有多少心理咨询师，中国是多少，按国外标准，目前中国的心理咨询师的市场还有多大的缺口，按照国外的心理咨询师的收入即使再打个折扣，中国的一个执业的心理咨询师的收入也是一个不错的数字。而且，还沾着些时尚，还越老越吃香，是个永远不会退休的职业。想想真的是"钱"景无量、一"本"万利啊。

从 2001 年 8 月劳动和社会保障部颁文、2002 年 7 月开办首期职业资格心理咨询师培训试点，到 2017 年出台的国家政策支持推动为止，已经有很多的先驱趟过那条尚未清晰的河流，河的对岸有着怎样的风景？可以说是忧喜参半，更可以说春风欲起。

——在有执照的心理咨询师当中，不少心理咨询工作室 / 公司发展不太如意，更别说很高的收入，少数很专业的知名的心理咨询工作室 / 公司经济效益不错。因此，如果想做面向社会收费的心理咨询业务，目前必须是很专业的心理咨询师。

——徘徊在微利或者盈利之间。根据 2014 年中国心理学会公布的《咨询师收入满意度调查报告》，中国约 70% 的咨询师处于亏本状态，剩下的 30% 处于微利或者盈利。而收入丰厚的咨询师，大部分是靠培训或讲座获得收入，而不是咨询！

——行业巨头开始出现。多年媳妇熬成婆的凤毛鳞角：2016 年 1 月，老牌心理网站壹心理宣布完成近千万美元 A+ 轮融资；2017 年 1 月 14 日，曼陀罗心灵俱乐部获得某一集体 3000 万的融资；2017 年 3 月 8 日，经营了 18 年的成功之道成为心理学产业第一股，登陆新三板。

不过，中国的文化特别提倡内敛，对心理疾病讳莫如深。有心理问题并不等于要咨询。

大部分心理咨询机构属于私人开业，没有政府和大的财团做后盾，纯粹商业化市场运作，独立面对生存与竞争。生存大部分都很艰难。而且，国人的心理咨询费用不属于任何医保或商业保险的范围，需要来访者自己买单。所以，这个行业应该说是忧喜参半的。

二、你会在煎熬下窥探到一个又一个隐秘的灵魂

在私人开设的心理咨询机构里，是以小时来计价。

在咨询室里，等待预约好的来访者，倾听他的困惑，看他在完全陌生的你面前坦露他内心最隐密的苦衷。真诚地倾听，温暖地共情，无条件地接纳，按照自己喜欢的习惯的那种门派风格来处理问题……

你可以在这个过程中窥探一个又一个隐密的灵魂，过一种充满好奇心的生活。在他人最脆弱最敏感的时刻与他们分享亲密和充满关心的人际关系，感觉到你的努力已经使他人产生了巨大的改变，通过影响他人的生活使这个世界更加美好；因为他人需要的知识、并做他人羡慕的事情而享有控制感；

不断受到刺激和挑战面对你自己未解决的问题，并增强你对于人性和这个世界的理解；通过反省和沉思，找到更多解决问题的途径，你的快乐和满足感也会增长；当你日臻成熟，或许可以体会到那种宁静平和及高峰体验般的幸福感…

小小的工作室内风起云涌，惊涛骇浪，气象万千。来访者把他们面临的人生难题一个又一个地抛给了你，你有可能被痛苦的巨浪淹没，有可能被情绪的垃圾塞满，有可能被供成救世主前一分钟自恋后一分钟被责难，有可能黔驴技穷，也有可能不堪负重。当来访者打来电话取消预约时你由衷地松了一口气…

没有预约的咨询时你可以整理个案记录，有可能无事可做，或者被来访者充塞的垃圾需要自己处理或付费督导。你未解决的问题把你卡住了，需要你自己去寻找成长的途径。你的技术需要提高而要去学习去参加培训。你的收入不足以养活自己需要做另外的事情来赚钱，去搞讲课讲座或去撰稿？不得而知。

或者因此，你不可能考虑专职，只是挂在某个机构下兼职，用你主业的收入，使你逐渐地进入这个未来也许可能一定会阳光灿烂的行业。

三、这里不会成为你淘金的地方

我查过网上的种种理由，为了就业、为了创业、为了解决自己内心的困惑，为了帮助别人、为了给自己的职业锦上添花……或者因为理想主义、利他心、兴趣、成长的渴望、热情和同情、想获得成就感和别人的尊敬，出于对人性的好奇，想用控制感来平衡内心的窘迫和寂寞。

你的动机可以决定你能够走多远。

如果你真的想通过加入此行业就业或创业，通过前面的分析你也了解到，你需要做好充分的思想准备。

而你若真的是来淘金的，那是要换一个地方了。

如果你见不得别人受苦，满腔热情、强烈地想要帮助别人摆脱痛苦，那是你自己还有重大的问题没有解决，通过让他人变得健康快乐而让自己觉得有价值有意义，从而来摆脱自己内心深处的绝望无助懦弱孤独，意即通过拯救别人来拯救自己，过度的利他心终有一天会让你觉得耗竭，而让自己的人生变得失去意义，且不说你对别人的帮助是否真的有用。

如果你只是想让自己的本职工作做得更好更有质量，把心理咨询知识作为了解他人、了解人性的一个辅助工具，那将是一件不错的事情。

如果你想更了解自己、解决自己的困惑、抚平生命中曾有的创伤，通过获得资格证书的学习可能会帮你处理掉一部分，但这样的目的可以有多种方式来达到，选择心理咨询师的认证考试从经济上、时间上、方式上，不管怎么说也不算很合适，最多是事倍功半吧。想要帮助别人，还有更长的路要走。

心理咨询师格言：

一个绝顶高手，心理状态比武功更重要。

一个优秀心理咨询师，人格素质比知识、技能更重要。

现在，越来越多的原来学习不同专业或者从事不同职业的人对心理问题和心理咨询发生兴趣，也有相当部分人为了从事这个职业报名参加国家心理咨询师职业资格考试，经过一段时间的努力，他们中的一部分人如愿以偿地取得了心理咨询师资格证书，希望能够马上加入心理咨询机构，成为正式的心理咨询师。

由于现有心理咨询师培训考核过程中面临着一个难以组织学员亲身实践，即使实践也难以安排专家督导的困难，因此导致心理咨询师的培训和考试基本上处于"纸上谈兵"，考试也是"空对空"的局面，缺乏解决实际心理问题的能力。

其实，普通人要成为心理咨询师，绝不是仅仅拿到心理咨询师证书那么简单。有很多事情在进入初期就要明白。

【案例故事】这是一个刚入行的心理咨询师亲口讲述的故事

主人公：中青职业学校心理咨询师毕业班学员小杨坦率地说，决定开始学习心理咨询的时候，我的想法非常简单。就是通过学习心理学，能够了解自己，帮助自己，与周围的人和谐相处，让自己享受更轻松、更快乐的生活。

带着浅尝辄止的心态，我报名参加了心理咨询师的培训。我记得那天，我坐在教室里，翻开厚厚的课本，阳光洒在书上，一片金黄，我突然觉得眼前打开了一扇门，那扇门通向更深更远的地方。在那里，能为我们解释以前认为玄而又玄的秘密；在那里，我们看到很多自己曾经走过、困惑过的路径。所以，我断然放弃了以前的想法，希望能更深入地学习心理学，因为它不仅能帮助自己，还能帮助更多的人走出心理的阴影，发掘生命的潜能，让更多的人快乐、自信地生活下去。现在的我对心理咨询已经不仅仅是一种兴趣，更有一种责任。

我知道，要成为一名真正的心理咨询师，还有很长的路要走。这条路，并不像我们想象中充满阳光、前程美好以及有助人自助的满足感。更多的可能是负面情绪的堆积、有待开发的市场以及学习中的迷茫。在这里，也有几点学习中的心得与大家分享。

首先，我认为心理咨询师并不是一个让人快乐的职业，它需要从业者有非常好的心理承受能力和自我调节的能力，它需要我们能把握"态度中立"的选择，多从求助者的立场去考虑问题，这些要求看似容易实则很难。在进行心理咨询的时候，咨询师的职业要求和自己的内心会"打架"，从中产生的冲突有时会难以化解，给咨询师本人带来身心伤害。从某种意义上说，咨询师既是压力的疏导者，也是压力和负面情绪的承载者。如果没有十足的心理承受能力和一个积极乐观的心态，不仅不能帮助求助者，还会让自己陷入负面情绪的旋涡。

其次，迷茫的方向。为了成为一名心理咨询师，我用了2年时间考过了国家二级心理咨询师。可是考过后，才发现入了这个门，却没了方向，下步该怎么走，朝哪个方向走，我不知道，也没人给予引导。实习基地的短缺，高额的实习费，不知道走到哪一步才能把这些高额代价换来的知识转化成实际资本。国家每年都有近十万人参加心理咨询师的认证考试，真不知道有多少披荆斩棘闯过认证考试的人在这里"夭折"。

尽管如此，我仍然相信，任何事情都不是一蹴而就的，越艰难的攀登越能体验得来不易的艰辛。我相信只要按照心理咨询师的从业要求，不断练习自己的耐受力、情绪的自我疏导、客观的中立态度以及对求助者耐心的倾听，在熟练掌握技巧的基础上，有效地帮助求助者解决问题。我们终究会成长为一名真正的心理咨询师。

现在，我通过很长一段时间的思索，已经明确了学习心理咨询的深层心理动机，坚定了学习心理学的信心，同时也确定了未来努力的方向。在我的成长过程中，我经历了自卑的青春期，知道青春期的心理发展对一个孩子来说意味着什么，所以我希望自己以后能帮助青少年解决青春期的心理问题，帮助青少年完成自我接纳，为未来发展奠定良好的心理基础。

记得有一首诗这样说："去爱吧，就像没有受过伤害一样；跳舞吧，就像没人欣赏一样……"我想加上一句说："去做吧，就像前面没有荆棘一样。"

第二节　三个关键技能会成为你的敲门砖

个人成长从拿到证书后进入实务训练期时就应该开始。

在我国，越来越多的人取得了心理咨询师的资格证书，走上心理咨询师的岗位。由于我国目前咨询领域的专业化程度仍旧处于较低水平，能够讲授个人成长概念及方法的老师还很少，因此，很多咨询师虽然有成长的需求，但却不知所措。不知道要如何成长，在哪些方面需要成长，不知有哪些资源可以利用。

一、选准自己的咨询方向

准心理咨询师首先要看看自己究竟喜欢做什么，以及喜欢做哪个领域的，是青少年心理咨询，还是家庭治疗；是个体咨询，还是团体咨询。

然后再看看自己能做什么，这里指的是要量力而行。如果本身是大学生毕业没多久，又没有结婚，就只能做青少年心理咨询和大学生的心态调整。毕竟这些自己经历过，其他的范围比如婚姻治疗、职场规划可能就做不了。

所以，一个来自其他专业或职业的普通人要成为心理咨询师，最佳的步骤或道路是这样的：

首先，积累专业知识：心理咨询师的职业培养仍属于"非学历教育"，多年以来，国内学校教育中也几乎没有"心理咨询专业方向"的硕士、博士培养。如果不是心理学专业，那你需要自己学好心理学专业知识基础和扎实的理论基础；如果你已经是心理学本科毕业，那么，之后的心理咨询专业理论和技能的培训，只能靠你自己来完成了。至于下一步还会有什么心理咨询行业的资质认证出来，需要你紧密关注行业政策。

其次，持续学习实践：参加一个较为系统的、长期的心理咨询实务工作能力培训。这样的培训最好是有比较多的实践机会、有见习机会、有专家指导、有理论学习研讨。参加这样的培训周期需要 1-2 年时间。

最后，实战中修炼：待时机成熟，正式成为心理咨询师之后，还要不断学习、修炼、积累大量案例。就目前中国心理咨询行业发展趋势来看，两三年之后会有一个较大的发展。因此，现在以业余的方式参加培训是一个方法；在心理咨询机构里积极渗入也会成为顺利就业的一条捷径。

二、具备这些基本条件

心理咨询师这个职业并不是每个人都能做的，要成为心理咨询师，自身要具备相应的条件，一个好的心理咨询医师应当是个人品质、学术知识和助人技巧的结合体。

1．人格条件。

（1）应当是一个心理相对健康的人，其健康水平至少要高于他的咨客。一个合格的心理咨询师应当是一个愉快的、热爱生活、有良好适应能力的人，能妥善地处理好自己的心理冲突，排除日常干扰，从而保证帮助别人的工作顺利进行。

（2）应当是一个乐于助人的人。只有乐于助人的人才能在咨询关系中给咨客以温暖，才能创造一个安全自由的气氛，才能接受咨客各种正面和负面情绪，才能进入咨客的内心世界。

（3）应当是一个认真负责的人。能耐心地倾听咨客的叙述，精力集中不分心，使咨客感到对他们的困难表示关心，能诚恳坦率地和咨客谈心，使他们愿意暴露内心的隐私和隐密，值得他们信任。

2．知识条件。

做好心理咨询工作要有必要的理论知识。心理咨询不是仅靠良好的愿望、热情和一般常识来安慰，劝说那些处于困境的咨客或鼓励心理病人向疾病斗争。心理咨询和心理治疗是科学工作，要用科学的助人知识来帮助咨客，使他们认识困扰他们的真正原因，改正或放弃适应不良的行为，使心理成熟起来。

3．必须具备技巧条件。

心理咨询医生要有熟练的助人技巧，包括怎样能在最短时间内收集咨客的有关情况，如使他困扰的处境或事件，症状出现的时间及其发展变化因素，怎样适时地、机敏地提出问题，怎样发现咨客不自觉的掩饰和阻抗，怎样引导他们逐步认识内心深处的症结，怎样设计一些相应的方法来矫正某些不良行为，尤其对儿童神经症病人，怎样适时地向咨客进行某些解释，解释什么，等等。

三、学会这些专业技能

成为以一个心理咨询师，除了要先确定自己的咨询方向和具备基本入行条件，还要有几个方面的专业技能。

1．知识层面。

知识层面的技能包括三层相互联系的知识结构，这是能做心理咨询的基本条件。

（1）核心层知识（必须具有）。变态心理学知识（含精神医学）；心理咨询流派理论与方法知识；心理咨询会谈知识。

（2）次级层知识（应该具有）。心理测验；普通心理；社会心理；教育心理；发展心理；人格心理；社会学；伦理学；教育学。

（3）外围层知识（最好具有）。相关的人文社科知识；相关的医学知识等。

2．技能层面。

（1）发现并判断心理问题的技能。在接待你的咨询对象时，通过了解能初步判断除你的求助对象存在哪些方面的心理问题？如是一般心理问题？还是严重心理问题？或者是其他你不敢下定论的心理问题等。

（2）交谈沟通技能。良好的沟通能力是做好心理咨询工作的基础条件，这关系到你的咨询对象能否对你很快产生信任，并对你敞开心扉，接受你的帮助和服务。

（3）运用相关知识解决心理问题的技能。熟练掌握你能掌握的知识，并且运用你掌握的知识服务你的求助对象，这就要求熟练各种咨询工具，熟练的咨询技巧和操作技能。

3．人格素质。

除知识层面和技能层面之外，还有一个最关键的但最容易被大家所忽视的特征，就是你自身的人格素养。

（1）为人。爱心、热心、耐心、真心、细心。

（2）工作。亲和力、观察力、领悟力、影响力。

（3）态度。健康的人性观、积极乐观的人生态度。

4．坚定的信念。

即对人的基本信念，包含以下几方面。

（1）相信人有很大的潜能：人的潜能是无限的，通过激发或者开发便可无限量的发挥出来；

（2）相信人是愿意上进的，愿意变好的，愿意被人喜欢、接纳的，没有天生的懒鬼，人都是有上进心的，只不过很多因素造成了一些暂时的障碍，但通过引导是可以调理的。

（3）相信人是可教育、可改变的；没有一成不变的世界，世界上的每一个人都是通过教育可改变的。

相信人是可以自我控制、自我调整的。人自己是最伟大的，也是最万能的，能自我控制，自我调节，只不过有时候需要借助外力来促成。

上面这三者的关系，知识是最表层的，技能是中间层的，素质是最内层的，三者缺一不可。

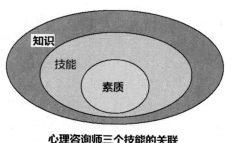

心理咨询师三个技能的关联

第三节　试着从普通人转身

从普通人到心理咨询师需要面临三个转变，只有完成了这三个转变，才能成为合格的心理咨询师。

1. 知识结构转变。

要成为心理咨询师必须要学习和掌握有关心理咨询方面的理论知识，比如普通心理学、发展心理学、社会心理学、教育心理学、心理测量学、咨询心理学、行为主义心理学、认知心理学、精神分析心理学，以及其他相关知识如精神病学等。只有真正掌握和理解了这些知识，才能应用这些知识去解决实际中的心理问题。

2. 思维方式转变。

掌握知识不等于就会应用知识。思维方式转变是指学习者逐渐学会从心理学的角度来看待生活中的各种各样的心理现象和心理问题，学会心理学家的思维方式。比如学会应用行为理论来解释和分析各种良好行为或不良行为的形成机制，学会使用合理情绪疗法的理论来分析各种不良情绪的不合理信念内容，学会应用精神分析的观点来分析童年经历对于个体人格发展的影响。

3. 人格转变。

心理咨询师绝对不是带着专家的面具应用专业知识在帮助人，心理咨询是心理咨询师应用自己的人格来影响和帮助人。一个对生活丧失信心的人、对生活充满抱怨或者消极态度的人，是不可能帮助来访者积极面对生活的；一个头脑中充满许多不合理信念的咨询师，是不可能分析出来访者的不合理认知的。因此，要解决来访者的问题，咨询师首先要获得成长。咨询师的成长就是应用心理咨询的理论和技术，分析自己的心理问题，解决自己的心理问题，塑造一个健康的人格。

总之，咨询师不仅仅是以自己的心理知识在帮助来访者，更是以自己的思维方式和人格在影响来访者。一个普通人只有在完成了这三个转变以后才能成为一名名符其实的心理咨询师。

要做到上述三种转变，就需要在下述两种环境中去学习：

（1）理论与实践相结合的环境。咨询师需要在"学中做，做中学"。在学习理论知识的同时亲身参与实践，通过实践经验增进理论知识的理解；在咨询实践的同时加强理论，用理论知识来解决咨询过程中的问题。"边学习边实践"是咨询师实现知识结构和思维方式转变的最佳环境。

（2）专家督导与同行交流的环境。没有指导的、没有交流的学习只能是在黑暗中摸索。专家督导除了可以增强对心理咨询的理解，更重要的是，可以对自己的心理盲区有一个清楚的认识，促进自己的人格转变；同行交流可以形成一个良性的互相支持的成长环境。这些积极因素可以有效促进咨询师的思维方式和人格的积极转变。

心理咨询是一种特殊的助人职业。是人与人之间的心灵碰撞，思想沟通，经验交流。心理咨询的过程也是咨询师知识、技能、素质对求助者全面作用的过程，是协助求助者解决心理问题、完善个性的过程。心理咨询的过程更是咨询师自身成长的过程。

职业指导：作为心理咨询师，个人成长是每个咨询师职业生涯的必经之路和不变的主题。大量的临床经验总结表明：大部分的咨询困境多少都与咨询师本身有关。有时候是咨询师核心价值观受到挑战，有时候是咨询员的负面情绪被激起，甚至是咨询师自己未完成的事件被唤起。而对于新手来说，因咨询师的个人因素导致的困境更多，例如，对自己的咨询工作缺乏信心；对故事的好奇多于对求助者的关心；急于扮演拯救者，急切地想看到求助者的改变；因咨询技术的生疏而导致的焦虑；对求助者的非预期行为（如对咨询师的批评）不知所措；对求助者涉入过多的情感；咨询中产生的无力感等。而这些困境都需要我们花心思做功课，才能攻破这些困境，个人才能成长。

第四节　职业操守会成为你的"红线"

心理咨询师工作的特殊性决定心理咨询师更应该严格遵守职业操守，主要表现在以下方面。

1. 心理咨询师不得因求助者性别、年龄、职业、民族、国籍、宗教信仰、价值观等任何方面的因素而歧视求助者。

2. 心理咨询师在咨询关系建立起来之前，必须让求助者了解心理咨询的工作性质、特点，这一工作的局限性，以及求助者的权利和义务。

3. 心理咨询师与对求助者进行工作时，应与求助者对工作的重点进行讨论并达成一致意见，必要时（如采用某些疗法）应与求助者达成书面协议。

4. 心理咨询师与求助者之间不得产生和建立咨询以外的任何关系。尽量避免双重关系（尽量不与熟人、亲人、同事建立咨询关系），更不得利用求助者对咨询师的信任谋取私利，尤其不得对异性有非礼的言行。

5. 当心理咨询师认为自己不适于对求助者进行工作时，应对求助者做出明确的说明，并且应本着对求助者负责的态度将其介绍给另一位合适的心理咨询师或医师。

6. 心理咨询师应始终严格遵守保密原则，具体保密措施如下。

（1）心理咨询师有责任向求助者说明心理咨询工作者的保密原则，以及应用这一原则的限度。

（2）在心理咨询工作中，一旦发现求助者有危害自身和他人的情况，必须采取必要措施，防止意外事件发生（必要时应通过有关部门或家属），或与其他心理咨询师磋商，但应将有关保密信息的暴露程度限制在最低范围之内。

（3）心理咨询工作中的有关信息，包括个案记录、测验资料、信件、录音、录像和其他资料均属于专业信息，应在严格保密的情况下进行保存，不得列入其他资料之中。

（4）心理咨询师只有在求助者同意的情况下才能对咨询过程进行录音、录像。在因专业需要进行案例讨论，或采用案例进行教学、科研、写作等工作时，应隐去可能据以辨认出求助者的有关信息。

（5）心理咨询师对于心理咨询服务的记录、开具的诊断、照会或医嘱，应指定适当场所及人员保管，并负有保密义务。

（6）心理咨询师遇有卫生、司法或公安机关询问时，不得作虚伪的陈述或报告。

第五节　5 种心理素质会推动你的成长

从事任何职业，都需具备一定条件。心理咨询是一种特殊的助人工作。从事这个工作，也必须具备一定条件。比如，对基础知识、专业知识和技术、个人品格等等，都有一定要求，尤其心理素质方面要求更高。

1．品格。

品格的核心是价值观系统。价值观系统的关键是人生价值观。正确的人生价值观是朴素、简洁、踏实和可行的，它不需要美丽词汇修饰和夸张，它只用一句话表达：做一个有利于社会和他人的人。这就是心理咨询师应有的品格。

2．自我平衡能力。

心理咨询师的自我平衡能力至少有以下几个方面：

（1）心理咨询师每天从求助者那里所见所闻，大都是负面的信息，这些信息进入咨询师的大脑，难免影响他们的心情。为此，心理咨询师本人，必须有能力将一天中由负面信息造成的不良情绪排除，以保证第二天带着平衡的心态走进工作室。

（2）心理咨询师也会有各种生活难题，也会出现心理矛盾和冲突，但应当在咨询关系以外来解决自己心理矛盾和冲突，在咨询过程中能保持相对的心理平衡，不因个人的问题干扰咨询工作。

（3）经常处于心理冲突状态而不能自我平衡的人，是不能胜任心理咨询工作的。

3．善于容纳他人。

只有善于容纳他人，才能营造和谐的咨询关系和安全、自由的咨询气氛，才能接纳各种求助者和求助者的各类问题。这既是个人的性格特点，又是心理咨询师的职业需要。

4．有强烈的责任心。

"庸医杀人不用刀"，是说本事不大而又缺乏责任心的医生，可能把人治死。心理咨询师若无责任心，同样可以害人。所以，他们必须对求助者负责，面对求助者不能因自己的言行使求助者感到"雪上加霜"；不能夸大心理咨询的作用，欺骗求助者；在自己能力有限，不能对求助者提供帮助时，应向求助者说明，并转诊。

5."自知之明"。

"自知之明"通常被理解为"清楚自己的优、缺点，知道自己的能力限度"等。但往深层看，还有另一种含义，那就是能对自我生存价值进行评价，这类评价常常和自我成就感连在一起。

自我成就感，有其明显的文化性质以及个体差异。不同文化环境中，评价自我生存价值的坐标是不相同的。比如，在我国的主流文化中，自我生存价值的评价坐标是定位在"个人生存的社会意义"上，所以，一个人的成就感，往往不在自我生存本身，而在自我的存在能否促进社会的成就，能否满足社会道义的要求。但是，另一种文化却不同，自我生存价值的评定坐标定位在"自我实现"上。以"自我"为核心的人生哲理评价自己，其成就感必然仅仅在"自我"生存本身。中国心理咨询师如果能把社会发展和个人成就感融为一体，或许更符合我们的文化。

第五节　必须要通过的门槛：专业执业能力

想进入心理咨询界成为一名职业的心理咨询师，需要的不仅仅是热情，更需要自己具备足够支撑自己在这个领域内发展的专业技能。目前，除了心理治疗师还有资格考试外，其它相关的考试几乎都不存在国家资格认定了。下面，笔者将介绍几种最常见的类别，供想入行心理学的人参考：

心理咨询师的资格评价

随着 2017 年人社部发布的 (2017)68 号文件《关于公布国家职业资格目录的通知》的公布，到 2018 年 5 月第二个周末之前，国家之前推出的心理咨询师资格证考试已经落下了最后的帷幕。接下来，应该是更加重视专业执业能力的训练及培养了。筹建中的中国心理咨询师协会是心理咨询师的自律组织，是为从业人员服务的平台，想进入心理咨询行业的人可以多关注。

那么，想进入心理咨询行业的新人，该怎么开始呢？自己已经考过了心理咨询师资格证，接下来又该怎么办呢？

据了解，国家取消考试后，短期内社会上不会有官方的心理咨询师的认证。将来如果重启认证，估计会是行业协会来组织。中国心理咨询师协会筹委会也会做相应的规划，一旦成熟和国家政策允许，就及时推出措施，满足心理咨询爱好者和心理咨询师的需要。

已经取证的，可以作为职业能力水平的证明，继续有效。心理咨询师协会成立后也会认可。

想进入行业的新人，协会成立后，预计会有评价方法。具体怎么评价考核，现在还无法预测。有一点可以肯定，行业组织的评价考核会比人社部鉴定的门槛高，难度大。新的认证也会有可能出现。

对于非心理学专业想入行的，中国心理咨询师协会筹委会副主任，中科院心理研究所林春老师曾给出过中肯的建议：最好到研究所和大学心理院系等正规机构去学心理学。没有条件，也可以自学。将来要从事心理咨询工作，五大心理学基础课必须掌握，它们分别是：普通心理学、社会心理学、发展心理学、变态心理学、人格心理学，这五大基础课非常重要。建议大家参考大学教科书，大学教科书介绍的都是一些比较成熟、科学共同体比较有共识的科学知识。一些戏说心理学的书籍会给大家误导。笔者此处推荐五本大学教科书：

①《普通心理学》作者：（美）菲利普·津巴多（美）罗伯特·约翰逊（美）薇薇安·麦卡恩，中国人民大学出版社；②《社会心理学》作者：（美）戴维·迈尔斯（David Myers）著，人民邮电出版社；③《发展心理学——人的毕生发展》作者：(美) 罗伯特·费尔德曼，世界图书出版公司；④《变态心理学》作者：（美）苏珊·诺伦 - 霍克西玛 著，人民邮电出版社；⑤《人格心理学》作者：Jerry M. Burger，中国轻工业出版社。

需要关注的是，目前市场上各种名目的国际心理咨询类的证书在国内推广宣传，都是个人和机构行为。没有一个海外心理证书是政府批准的也没有国际公认的心理咨询类的证书。大家选择的时候，一定要注意甄别。因为咨询师成长没有捷径，必须苦练基本功，必须大量地积累实战经验。

心理治疗师的考试

心理治疗师是卫生系统内部的专业技术考试，医疗系统从事心理治疗的人员才能报名。心理咨询和心理治疗笔者个人认为区别不是很大。根据《中华人民共和国精神卫生法》，心理治疗师在医疗机构从事心理服务，在社会上开展心理服务。心理治疗师如果不是医师没有处方权。

相比美国有 30 万临床心理师，我国目前仅仅只有 5000 名左右的心理治疗师，这方面的人才需求可想而知有多大。

【招生对象】

报名参加心理治疗主治医师的考生应该具备以下条件之一：

1、取得医学中专学历，受聘担任医师职务满 7 年；

2、取得医学大专学历，从事医师工作满 6 年；

3、取得医学本科学历，从事医师工作满 4 年；

4、取得临床医学硕士专业学位，从事医师工作满 2 年；

5、取得临床医学博士专业学位。

【考试时间】

心理治疗主治医师考试时间一般在每年的 5-6 月份考试。心理治疗主治医师考试采用纸笔作答考试方式进行，考试时间请参考 2016 年心理治疗主治医师考试时间为 5 月 14、15 日。具体时间如下：

考试科目	考试日期和时间	
基础知识	5 月 14 日	9：00—11：00
相关专业知识		14：00—16：00
专业知识	5 月 15 日	9：00—11：00
专业实践能力		14：00—16：00

考试包含学科内容：

1. 心理治疗师基础知识　　　　　　100（多选）题

2. 心理治疗师相关专业知识　　　　100（多选）题

3. 心理治疗师专业知识　　　　　　100（多选）题

4. 心理治疗师实践能力　　　　　　100（多选）题

各科目成绩实行两年为一个周期的滚动管理办法，在连续的两个考试年度内通过心理治疗专业 4 个科目的考试，可取得该专业资格证书。

【例 1：2018 期心理治疗师报考流程示意】

2018 年心理治疗主治医师资格考试报名分为网上预报名和现场确认两个阶段。考生可登录中国卫生人才网（http://www.21wecan.com）进行预报名，时间为 2017 年 12 月 28 日至 2018 年 1 月 19 日。完成网上预报名者于 2017 年 12 月 29 日至 2018 年 1 月 21 日期间，持打印的申报表及相关的证件、材料进行现场确认（具体时间、地点安排参照各考区、考点公告）。采用网上缴费方式的考区，考生需要在现场确认后，于 2017 年 12 月 29 日至 2018

年 1 月 30 日期间完成考试相关费用的网上支付，具体事宜可咨询当地考试管理机构。

报名结束后，考生可通过网上报名系统随时查询报考状态，通过资格审核者须于 2018 年 5 月 10 日至 6 月 3 日登录中国卫生人才网自行打印准考证。

【参考材料】

2018 年卫生资格考试 216 心理治疗初级师考试大纲

216 心理治疗初级（师）考试大纲

基础知识

单元	细　目	要　　点	要求
一、心理学基础知识	1. 心理学概论	（1）心理学的定义	掌握
		（2）心理学的研究领域	了解
		（3）心理学的研究角度	了解
		（4）心理学简史	了解
	2. 心理行为的神经科学基础	（1）神经解剖	了解
		（2）心理活动的神经生物学基础	了解
	3. 认知过程	（1）感觉和知觉	掌握
		（2）注意和意识	掌握
		（3）学习和记忆	掌握
		（4）语言和思维	掌握
	4. 动机和情绪	（1）动机	掌握
		（2）情绪	掌握
	5. 能力与人格	（1）能力	掌握
		（2）人格	掌握
二、人类心理发展	1. 人类心理发展的基本理论	（1）人类心理发展的界定	掌握
		（2）精神分析的心理发展观	掌握
		（3）行为主义的心理发展观	掌握
		（4）维果斯基的心理发展观	掌握
		（5）皮亚杰的心理发展观	掌握
	2. 心理发展的主要阶段和特征	（1）婴幼儿的心理发展	熟练掌握
		（2）青少年的心理发展	熟练掌握
		（3）成年期的心理发展	掌握
		（4）老年期的心理变化	掌握
三、人格理论	1. 精神分析学派的人格理论	（1）弗洛伊德的经典精神分析	熟练掌握
		（2）艾里克森的自我心理学	掌握
		（3）荣格的分析心理学	掌握
		（4）阿德勒的个体心理学	掌握
	2. 行为主义学派的人格理论	（1）行为主义人格理论的特点	熟练掌握
		（2）斯金纳的人格理论	掌握
		（3）班杜拉的社会学习理论	掌握

第六节　成为合格的心理咨询师更需要先规划好自己

一个心理咨询师需要一个漫长的成长过程，那么，作为心理咨询师，什么背景的人才会成为心理咨询师？在心理和职业方面需要具备哪些素质和技能？下面是一位职业心理咨询师的真实成长经历。同样，这也是笔者心理咨询师二级考试前关于个人职业成长的一篇论文。

这段故事通过对咨询师本人自我成长经历的全面回顾及剖析，阐述了个人从幼稚不断走向成熟的历程及形成原因，深层次地审视并分析了自我的人格特征，揭示了笔者想成为心理咨询师的内心追求和渴望，并对自己从事心理咨询师职业所具备的条件及不足进行了分析，从而明确了笔者努力的方向。

我的心理咨询师梦想

本人现年 39 岁，女性。13 年新闻从业背景，曾先后在北京电视台、《中国市场经济报》社、《北京晨报》等主流媒体任首席记者、主编等职务，参加过"两会"、香港回归、申奥、世纪之交等重要报道。其中，还有 8 年多国内人才市场和人力资源行业深度参与经历。是"09 年首届首都大学生职业发展大赛"评委和"热门行业职业指导丛书"的作者。

因为在工作中接触更多的大学生群体，也接触大量的企业招聘者，经常会了解到人们各种不同程度存在的心理问题和心理障碍，所以，结合自己成长的经历，很想成为一名优秀的心理咨询师，为更多需要帮助的人服务。而成为心理咨询师的梦想和愿望，应该也与我的成长经历有着很大的关联。

一、自我成长分析

1. 童年的生活环境影响了我一生的性格

我出生在河北一个小村庄，由于家中孩子很多，我又是个丫头，出生没多久就被无奈的父母送到北方大城市的奶奶家寄养。小小年纪的我虽然不知道什么是寄人篱下，但却知道了很多好吃的我吃不到、好玩儿的也没我的份儿。尽管在奶奶的庇护下我没受什么委屈，但很多时候总是很羡慕地看着别人家的孩子在父母身边撒娇。到了上学年龄，我又被送回了老家。

也许是我跟北京这个大城市有缘，中学毕业后，父母觉得女儿家读太多书还是早晚要嫁人，为了能在没嫁人前能为家里挣些钱，1985年就又把我送回了北京。没想到却改变了我今后的生活。

2. 艰辛的创业经历奠定了发展的基础

我的第一份工作是在家里跟姑姑学打字，揽外加工活儿，同时跟她学的还有另一个远房亲戚。当时打满一张蜡纸可以挣到1块多钱，一天下来就能挣十几块钱，这在当时北京市民月收入还100多块钱来说，我们挣的已经很高了。这一干就三年。

可是，不安分的我不想总是一天到晚面对一堵白墙，从天亮做到天黑，再从天黑敲到睡觉，后来说服了奶奶，读完高中并考完大学。毕业后在参加完一个书画装裱班后又突发奇想自己开公司，于是，就在城郊租借一个远放亲戚的两间房干起了书画装裱。于是，我经常心惊胆战地在郊区和城里来回骑着自行车运送沉重的画轴。靠着勤奋和热情加上便宜竟也招揽了不少客户，但是，勉强维持还可以，赚钱却谈不上。后来，为了扩大规模，招用了一个河南的女孩一起干。没想到由于用人不当，把一个重要客户的画裱砸了，虽然客户的鼓励多于埋怨，但是，从此以后，接的画儿明显少了。坚持了一年半，我第一次创业便以失败告终。

在第一次自谋职业失败后，男朋友也离开了。而更残酷的却是亲戚们的指责也来了："不安分""这山看着那山高""老老实实干打字的活儿不是挺好吗！"等等，没有一句鼓励和安慰。我找到以前曾邀请我跳槽的公司，也被人家以各种理由拒绝。想重新回去靠打字谋生，当时那个行业也开始受到电脑的冲击，生意也逐渐萎缩。更不想去听亲戚太多的嘲笑。仅有的期望也消失了。

就这样过了一个月，工作还是没着落。一狠心把男友留下的黄金戒指送到了刚刚开业的"金典"当铺，紧接着又把自己仅有的价值2000元的电子词典以600元给卖了。无奈之下硬着头皮找到一家饭店人事部问人家是否需要打工的，就这样，我干起了最不愿干的活儿——到饭店打扫卫生。

当时最害怕过的就是白天和冬天：白天总害怕被熟人看见，打扫卫生时都是低头干；冬天如果是下雪天还要跟在客人的身后蹲在地上擦净一个个带泥的脚印。每当此时，我的眼泪总是不争气地在眼中打转。暗暗发誓：我现在干的工作希望以后永远不干！终于在一年后一个偶然的机会跳到一家新开业的涉外宾馆，由于有着很强的责任心和比别人高的学历，半年时间就从服务员做到了客房部的领班，这时我才敢抬起头来。

3. 靠勇气和努力赢到了自己的职业

再次求职也比较顺利。说起来，还是用勇气说服了第一个真正的老板。1995年3月，我试着应聘一家广告公司，面试时是按照经理的安排在一个小饭馆谈的。当时我的胆子很大，可能也是年轻气盛吧，丝毫不知道广告公司为何物的我面对经理的提问"你觉得你适合做什么？"，回答时想到的竟是上学时老师讲的"要做最难做的事"。所以，我脱口而出："你把公司最难做的事交给我做吧！"经理感到很惊奇，"你能做好吗？"我的回答更坚决："或许我不能做到完美，但是我可以试试！"就这样，第二天我就上班了。从此，我的职业生涯有了戏剧性的转变。

三年后，新的机会又就来了。在一次新闻报刊招聘会上，我的善谈给一家报社招聘者留下了很好的印象，一周后，这家国字头的报社副总编辑就电话通知我去面试，他们对我的广告公司经历很感兴趣，恰逢报社要出新周刊，希望我能马上上班。就这样，我成了这家报社200名应聘员工中第一个被录取的人。

但是，真的要走了，广告公司的辞职却让我很为难，我承认自己比同龄女孩能干，因为我有一种善于沟通、体谅他人的个性。面对真正让我涉足职场并学到很多东西的老板，我怎么能狠下心在公司业务日渐下滑时自己奔前程？由于这种心态，光辞职就辞了两次，第一次是以老板的一句"我不会因为家里有人参与公司而不顾公司的发展"，并专程开车到家里找我真诚挽留。面对真诚我留下了。

就这样又过了半个月，我通过面试后参加了几次编前会的报社居然在我还没正式报到上班的情况下，给我发了一个月工资，副总编辑希望我能尽快办好广告公司的辞职手续全力加盟报社。我意识到我又将遇到一位指引我前进的"老师"，很可能会迎来又一次发展的机会，同时也考虑到，无论将来在广告公司做到什么位置，始终是个家族型的广告公司，而这种类型的广告公司由于融入亲情而很难发展起来，如果把握住新的机会，很可能在职业生涯上又是一次飞跃。于是，在老板的"双倍工资挽留"下我还是痛下决心离开。为了做到仁至义尽，我帮助老板介绍了一位比较踏实的人接替我的工作，并在交接完后才彻底离开。

4. 成为成熟而受人尊敬的职业人

在这家国字头的报社一待就是4年，在这4年的工作中，我靠毅力和勇气成了报社中最能跑的记者之一，在全国范围内东奔西跑，出了不少好作品，自然也由于说实话得罪了不少地方官。当然，办公室政治也使我觉得很累，有点儿想换环境的想法。说巧也巧，这个时候，一家地方报欲聘我过去做主编，考虑到自己职业的提升，于是放弃了工作4年的报社和同事，到这家地方报做上了主编。

在新闻的道路上一走就是13年，这13年中，先后在北京电视台、《中国市场经济报》、《北京晨报》等主流媒体任首席记者、主编等职务，参加过"两会"、香港回归、申奥、世纪之交等重要报道。其中，还有8年多国内人才市场和人力资源行业深度参与经历。后来，在做完平面媒体后我又尝试了到网站，并在一年内做到主管11家网站的总编辑。在职期间，对手下的员工实施"导师"式的管理方式，也享受了帮助属下成长的快乐。

在我职业成长的道路上，"专注"和"勤奋"让我收获了很多。由于自己在业内敬业和专业的影响，成为了"09年首届首都大学生职业发展大赛"评委。同期，又被出版社邀请成为"热门行业职业指导丛书"的作者。

回想起几个工作的转折点，感慨颇深的就是勇敢、忍耐、努力、抓住机会。在感激自己领路人的同时，更感谢工作中带给我波折、磨难，从而促使我走向成功的人。所以，到今天为止，留在心中印象最深的还是自己职业引路人的"指引"和"帮助"对自己成长的启迪。

二、职业行为分析

（一）成为心理咨询师是我的职业目标

通过对自己成长的分析，我切身感受到，在生活和工作中，一个健康的心态有多重要，而健康的心态是一个人成功的前提。心理咨询师职业是一个能让我的收获和感悟帮助更多人的职业，是一个能让人的心理走向健康、人格趋向完善的高尚职业，同时，它也是一项送人玫瑰而手留余香的职业。所以，成为一名合格的心理咨询师是我的梦想。

成为合格的心理咨询师，我的条件和优势是：自2004年后，我的职业中就开始与很多人打交道，并且，近两年来一直参与社会上关于心理指导咨询方面的公益活动，已经先后成为多家学校的特聘职业心理指导专家。2004年读完心理学研究生后，又把职业指导和心理咨询结合在一起，为大学生和职业人做了近10个场次的指导活动。2008年又创办了国内企业界首家就业研究中心。看到那么多人因为我的帮助而重树了自我，找回了自信，同时也看到他们多么需要专业人士的指导，这更增强了我从事心理咨询事业更加强烈的动机。

（二）从业的特长与方向

在今后的咨询工作中，我主要会以下两方面为主。

1．大学生职业心理

从事大学生职业心理咨询工作，以往的大学生群体接触会成为我今后工作的基础，而且，大学生的就业也急需更多的人从心理角度为他们做支持。

2．员工心理

双方有效的心理沟通会成为促进企业发展和员工成长的有利保障，企业的劳资关系会更加和谐。而我以往的企业人力积累和自己创业的经历也可作为帮助我做好这项工作。

（三）成为心理咨询师的优势和不足

优势：

1．我的亲和力和已经从事的指导经历会成为工作开展的有力帮助。

2．对于开展大学生职业心理咨询来说，我的成长经历和从业经历是我开展心理咨询工作的一笔财富，通过对我学生时代成与败的分析和对几千名大学生群体的指导，可以从中提炼出丰富而宝贵的经验。

3．我稳定的人格特征及世界观、人生观、价值观可以成为大学生的榜样。

不足：

随着对心理咨询职业接触的深入，我越发觉得自己欠缺和应该学习的东西还很多。

1．理论知识和专业技术尚有一定的缺陷，对一些心理问题还不能给求助者以成功的解决。

2．从事心理咨询师职业的一些硬件条件尚需改善，尤其缺乏比较完备的各种心理测验量表及相关软件。

（四）努力方向

1．不断提高理论知识和咨询技能，克服自己性格上的一些弱点，以职业性的理智态度去严格要求自己，使自己在工作中始终能够保持中立性态度，无条件地接纳求助者，并能够合理看待咨询过程中的挫折。在出现问题需要帮助的时候，能够积极争取上级心理咨询师的督导和同事们的支持，以积极严谨的态度对待求助者。

2. 由于我的职业特点和个人能力，我较为擅长大学生和职场人的职业性心理咨询，帮助家长和来访者建立良好的行为模式是我近年来所从事的研究。在今后的职业历程中，我要在这个领域深层次地发掘下去，让自己在这一领域中能够有独到之处，成为职业心理这一领域的主要贡献者，从而为社会做出贡献，为更多的人服务，也为自己的人生增添色彩。

从上面故事可以看出，能否成为心理咨询师，一定是与梦想成为心理咨询师的本人有着直接的原因，如你是否具备为他人服务的心态，你是否有丰富的阅历能够在今后利用自己的经历帮助他人，只有经历过才能在以后的咨询工作中进行"共情"治疗。但需要避免的是，也不能让自己过去的背景影响一个心理咨询师技术的发挥。

一则小故事

哈佛心理学博士的两次飞跃

许多心理学爱好者多年前曾经痴迷过一本书《登天的感觉》，他们为书中深入浅出的心理咨询知识所折服，为作者清新简洁的文字所倾倒。在那个时候，那个叫岳晓东的哈佛心理学博士离得很远，像传说中的人物。

岳晓东常说，他最成功的就是两次生涯投资。一次，是学英语；一次，就是学心理咨询。1975 年，他上高一，对英语产生兴趣，决定以后学好英语，到国门外去见世面。于是，1978 年他考入北京第二外国语学院英语系，1982 年获得英国语言与文学专业学士学位。同年，他去往澳洲，在堪培拉高等教育学院学习英语教学法，后来又在美国塔夫兹大学取得了教育心理学硕士学位。

有一些转变发生在这几年的过程里。首先，他发现英语只是一个工具，它本身不能带给他什么，然后他渐渐转向了教育学，大概是为这种工具找一个实际的应用，最后到了心理学——教育始终涉及人的心理，教书育人的过程中本身就包含着对内心的教化。中国古代先哲说"因材施教"，古希腊就有气质论来区分归类。据他自己说，最早的兴趣就源于此。这并不出奇，一个很早就对自己的人生发展有规划有想法的人，一个对世界对生活有热情和好奇的人，自然会有兴趣研究自己和他人。岳晓东说进入心理学领域正是兴趣驱动，他天生对心理学感兴趣。

而与心理咨询结缘来自那次著名的偶遇。《登天的感觉》前言里是这样描绘的：

"1985年12月5日，我乘坐中国民航CA981班机飞往美国波士顿求学。

在机舱过道上，我遇见一位教授摸样的长者。我们聊了起来。他是位教授，现在加州的一所大学任心理咨询的课程。

"什么是心理咨询？"我不解地问。

老教授说，"心理咨询就是要使人对自我感觉良好，犹如登天的感觉一样。"

出于怎样可以使人产生登天感觉的好奇，促使我选择了咨询心理学专业方向，从而踏入了咨询心理学的神妙世界。

6年的专业学习和2年的亲身实践，使我渐渐明白了那位咨询心理学老教授所讲的一切。

"不光我自己一再体验过登天的感觉，我也曾使我的来询者感觉在登天。我为自己选择了这样一个富有生命力的专业而感到庆幸。"

那次飞行是真实的，那次偶遇心理咨询教授也是真实的，但它们并没有发生在同一天，岳晓东卓越的文学天分让他写作时灵机一动，把这两个场景结合在一起，生动地演绎了被启蒙的动人过程。

名言摘抄：

智者先贤的四句箴言：

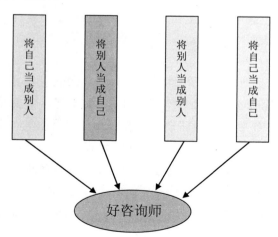

将自己当成别人　将别人当成自己　将别人当成别人　将自己当成自己

好咨询师

心理咨询师小测试：

请你用"是""否"回答。

1．你对别人真的很有兴趣去关心吗？

2．遇到挫折时，你是否比较容易心情烦乱，无法集中注意力？

3．你能否耐心地倾听他人诉说和你相反的观点、意见，而不会排斥、不耐厌？

4．你批评他人时是否按自己的价值标准？

5．对别人所说的话，你能否抓住重点？

6．当你倾听别人倾诉时是否希望别人赶快讲完，然后就可以尽情地陈述自己的观点？

7．别人陈述问题时你是否专注？

8．当别人告诉你隐私时，你是否会表现出好奇、震惊或惊讶？

9．当你对求助者的心理问题的原因感到迷惑时，通常是否有强烈的愿望去深入寻找？

10．对于你喜欢的人，你是否容易只看到他的优点，反之，对不喜欢的人，是否常看到对方的缺点？

11．别人是否认为你很能理解他人的心情？

12．如果你的意见和求助者有出入，你是否更愿意相信自己的判断？

13．你能否化解对他人的不满而不会使自己感到不舒服？

14．你是否常主动地给别人一些忠告或建议？

15．有人说，江山易改，本性难移，但你更愿意相信人是可变的？

16．如果与你打交道的人让你感到不舒服，你的情绪就会低落，甚至可能回避？

评定方法。

A．如果你的得分在 13 分以上，那么一般来说，你已具备了有效地帮助求助者的基础。这样的人大多表现出热心、诚恳、有理解力、有条理、较为客观、有自信心。

B．如果得分在 10 以下，那就需仔细衡量自己所提供的帮助是否得当。

相关链接一：心理咨询师必看的五个故事

1．情况不同

一只小猪、一只绵羊和一头乳牛，被关在同一个畜栏里。有一次，牧人捉住小猪，小猪大声嚎叫，猛烈地抗拒。绵羊和乳牛讨厌小猪的嚎叫，便说："他常常捉我们，我们并不大呼小叫"。小猪听了回答道："捉你们和捉我完全是两回事，他捉你们，只是要你们的毛和乳汁，但是捉住我，却是要我的命呢！"

立场不同、所处环境不同的人，很难了解对方的感受；因此对别人的失意、挫折、伤痛，不宜幸灾乐祸，而要有关怀、了解的心情，要有宽容的心！

2. 靠自己

小蜗牛问妈妈：为什么我们从生下来，就要背负这个又硬又重的壳呢？

妈妈：因为我们的身体没有骨骼的支撑，只能爬，又爬不快，所以要这个壳的保护！

小蜗牛：毛虫姊姊没有骨头，也爬不快，为什么她却不用背这个又硬又重的壳呢？

妈妈：因为毛虫姊姊能变成蝴蝶，天空会保护她啊。

小蜗牛：可是蚯蚓弟弟也没骨头爬不快，也不会变成蝴蝶他什么不背这个又硬又重的壳呢？

妈妈：因为蚯蚓弟弟会钻土，大地会保护他啊。

小蜗牛哭了起来：我们好可怜，天空不保护，大地也不保护。

蜗牛妈妈安慰他："所以我们有壳啊！我们不靠天，也不靠地，我们靠自己。"

3. 鲨鱼与鱼

曾有人做过实验，将一只最凶猛的鲨鱼和一群热带鱼放在同一个池子，然后用强化玻璃隔开。最初，鲨鱼每天不断冲撞那块看不到的玻璃，耐何这只是徒劳，它始终不能过到对面去。而实验人员每天都放一些鲫鱼在池子里，所以鲨鱼也没缺少猎物。只是它仍想到对面去，想尝尝那美丽的滋味，每天仍是不断地冲撞那块玻璃。它试了每个角落，每次都是用尽全力，但每次也总是弄得伤痕累累，有好几次都浑身破裂出血。持续了好一些日子，每当玻璃一出现裂痕，实验人员马上加上一块更厚的玻璃。

后来，鲨鱼不再冲撞那块玻璃了，对那些斑斓的热带鱼也不再在意，好像他们只是墙上会动的壁画。它开始等着每天固定会出现的鲫鱼，然后用他敏捷的本能进行狩猎，好像回到海中不可一世的凶狠霸气，但这一切只不过是假像罢了。实验到了最后的阶段，实验人员将玻璃取走，但鲨鱼却没有反应，每天仍是在固定的区域游着。它不但对那些热带鱼视若无睹，甚至于当那些鲫鱼逃到那边去，他就立刻放弃追逐，说什么也不愿再过去。实验结束了，实验人员讥笑它是海里最懦弱的鱼。

可能失恋过的人都知道为什么，它怕痛。

4. 神迹

法国一个偏僻的小镇，据传有一个特别灵验的水泉，常会出现神迹，可以医治各种疾病。有一天，一个挂着拐杖，少了一条腿的退伍军人，一跛一跛地走过镇上的马路，旁边的镇民带着同情的回吻说："可怜的家伙，难道他要向上帝祈求再有一条腿吗？"这一句话被退伍的军人听到了，他转过身对他们说："我不是要向上帝祈求有一条新的腿，而是要祈求上帝帮助我，叫我没有一条腿后，也知道如何过日子。"

试想：学习为所失去的感恩，也接纳失去的事实，不管人生的得与失，总是要让自己的生命充满了亮丽与光彩，不再为过去掉泪，努力地活出自己的生命。

5. 钓竿

有个老人在河边钓鱼，一个小孩走过去看他钓鱼，老人技巧纯熟，所以没多久就钓上了满篓的鱼。老人见小孩很可爱，要把整篓的鱼送给他，小孩摇摇头，老人惊异地问道："你为何不要？"小孩回答："我想要你手中的钓竿。"老人问："你要钓竿做什么？"小孩说："这篓鱼没多久就吃完了，要是我有钓竿，我就可以自己钓，一辈子也吃不完。"

我想你一定会说"好聪明的小孩"。错了，他如果只要钓竿，那他一条鱼也吃不到。因为，他不懂钓鱼的技巧，光有鱼竿是没用的，因为钓鱼重要的不在"钓竿"，而在"钓技"。有太多人认为自己拥有了人生道路上的钓竿，再也无惧于路上的风雨，如此，难免会跌倒于泥泞地上。就如小孩看老人，以为只要有钓竿就有吃不完的鱼；像职员看老板，以为只要坐在办公室，就有滚滚而进的财源。

相关链接2：心理咨询师必看的七个忠告

心理咨询师，是一个以个人特质为主导的工种。心理咨询师不属于技术工种，虽然也要学习很多咨询技巧（但是我不愿意说咨询师是个技术活）。当然，心理咨询师更不属于体力活。比起扛沙、挑物，咨询师大致也就是磨磨嘴皮子。所以心理咨询也不是体力活。

我不知道心理咨询师应该属于什么。因为心理咨询师既不是累脑，也不是累身，是累心。所以，跟心有关的就是如下我要探讨的话题。

一、心要静。做咨询，首先要坐得住。不仅是屁股坐得住，更是心态要静。不为咨客的哀怨而左右思路，乱了阵脚，也不为自己咨询的成败而大喜大悲。妄加估计或妄自菲薄都是大忌。

二、心要通。就是与咨客心心相通。咨客的一举手一投足，你能敏感到他的所想。换句话就是，看到别人喝水，你就能感受到甘甜。洞察力，是咨询师的天资，也是后天需要不断培养的。

三、心要动。学心理学我以为是最可以在套路中随心而动的，没有固定章法，不用被套路所限制。100 年前的弗洛伊德前辈们，给我们的是基础。在学中灵活掌握，做中灵活变通，形成属于自己的套路与方法。

四、用心思考。咨询师在成长中做案例，在案例中做成长。说起来容易做起来难。用心，不仅是 50 分钟每节全力以赴，更需要在做完咨询后，及时用心思考自己的得失成败。不会总结，就没有进步；不会思考，就永远止步不前。

五、心要宽。咨询经验一方面来源于自己，一方面来源于外界他人。封闭自己，就看不到自己的浅薄；封闭外界，就看不到同仁先进的方法或是别人的解决之道。人在河边走哪有不湿鞋，被人评判也好，被人夸奖也好，甚至是被人否定也好，都要宽心以待，这是提升阅历也是提高气度的机会。

做心理咨询的我体会的就是"误解"总比"欣赏"多。可是，只要有 1 个欣赏，就能让我平和掉 100 个误解。平和别人之心，首先要了解自己的心，平和自己的心。正人先正己！

六、心不老。做心理咨询师，不在学问高低，而在解决之道。不过学问高了，解决之道也就多了。不管你是 30 岁起步也好，40 岁开始也罢，年龄带给你的是阅历，不是包袱。

七、心态正。我喜欢默默期待成名的一天，为这一天，我要做的就是静静等待。只要做好自己的努力，机会自然会抛出橄榄枝，抓住他们就是一次进阶。抓住每次机会，就会看到更广阔的明天。咨询师，忌讳的是投机主义者和懒惰者。

垂青那些奉献者和勤奋者。还是摆正心态是第一。这是过程的学习，也是学习的过程。没了过程，就没有明天。我走在前辈的路上，能感受到唯有小步快跑，跑得稳跑得久，就会慢慢靠近太阳。

第七节　都准备好了？现在开始求职

你确信自己的、心态、经验、爱好等都足以支撑你在心理咨询行业发展，那么，接下来你就要找到一个"门"让自己进入去锻炼了。我不鼓励考完资格证就自己去开咨询室，因为在经验不足的情况下，你会碰到很多问题，最重要的是，会对你将要接待的求职者不尊重，也不太可能能帮求助者解决问题。所以，这时候，去求职，找机会锻炼自己，是比较明智的选择。

对于将要去求职的你，你知道如今用人单位都比较流行哪种面试方法吗？无论哪种职位，面试的手段或者方式似乎都在不同程度地增多。所以，即将在自己喜欢的领域求职的你，一定要先对企业的各种招聘面试手段比较熟悉，这样才能除专业知识外巧妙应对。

1. 从简历开始，让自己的求职比起别人更容易。

心理咨询领域的工作涉及很多行业，很多机构、企业都需要心理相关专业的工作人员，事实上这是一个需求量很大的职业。但是，水平不相上下的人中，为什么有些人求职很容易，有些人却感觉很难呢？

这里的关键是，有的人做了正确的事，懂得策略性地去做事。比如，北京的企业招聘人才，企业更愿意招有北京而不是上海工作经验的人；武汉的公司招人不会愿意出上海当地的薪资水平；应聘中残联的公务员录取比例是四千多比一，那么一定有近四千人失去这个工作机会——这些都是常识性问题，了解之后要策略性应对。如果已经在其它城市拥有了相关的经验，那么想来北京求职，就要多了解一些北京的劳动政策、用人情况等与工作相关的本地化内容；如果想获得高一点儿的薪资，那么就要根据地区、企业差异选择适合的城市；如果竞争出现万里挑一的惨烈状况，那么就一定要多开几个渠道去寻求工作机会，而不是守在一棵树上等着被拒。讲策略就是你要通过正确的方式寻找到需要你的地方。

在投简历以前，要多对不同公司的相同岗位进行对比分析，了解岗位的工作内容、工作环境和工资水平，应届生更容易在与同学的交流中获得自身的市场薪资价格；认真分析自己和自己能胜任的岗位，互相之间进行有效的匹配。要仔细分析自己的强项和弱项，扬长避短，明确定位。这些策略，能够使你的求职更有针对性，从而增加获胜的概率。

有了准确的定位，还需要不断地行动，连续出击。行动同样要讲策略，每个人获得录用都有自己的方式，这是需要大家在实践中找到的。这里列出几种常用的方法，给大家一些启示。投简历、笔试、面试、获得录用，这种过五关斩六将的方法，是大家最为熟悉的，也是最常用的一种方法。这种方法对于竞争实力很强的人非常适合，如工作经验丰富的专家级人士或者是名牌大学背景有过若干实习经验的应届生。如果在校园的你专业扎实、组织过很多出色的社团活动、有咨询机构的实习经验、综合素质优秀，属于超越同龄人的那一群，只要认真对待每一次面试，认真参加目标企业的宣讲会，那么通过几次这样的流程获得录用并不难。但是对于普通一点儿的同学来讲，就不这么容易了。这时候需要大家开动脑筋，哪怕是临时抱佛脚也要去尝试。比如，通过老乡的老乡、朋友的朋友、亲戚的亲戚等各种关系，靠你的寻找或者本身的资源找到招聘信息获得推荐——这样即使你很普通，也有很大的概率能够得到面试机会。再比如上面提到的过五关斩六将的方法，也许你在某个环节被淘汰，但是，有些同学通过霸笔、霸面的方式，一次又一次地争取机会，最终获得录用的例子也不少见。

另外，对于竞争实力弱的校园求职者，通过实习去争取机会也是一种很好的策略。

民办大学的学生小张获得了一个规模不大的市场调研机构的实习机会，这家公司的人力资源部需要心理专业的人来做研究部的资料统计工作，大约要工作两个月，实习期只提供午餐，并明确表示实习后不能留用。小张很用心地做了两个月杂事，后来他被这家公司的兄弟单位录用，因为这家公司的HR认可了他，并把他推荐给了当时正需要人的兄弟单位。

还有一种方法，投若干简历没有回音的求职者可以尝试。在招聘会上，多观察，用心记住公司的地址和招聘负责人名字、电话等信息，第二天带着简历直接到公司去拜访，争取面试机会。当然被挡在门外的可能性很大，但只要有几家给你面试机会你就成功了。有很多企业规模不大，面试流程相对简单，老板或HR经理可以直接决定录用，这些公司更看重你的态度，因此你成功的概率会变得高起来。

2. 你一定会经历这7类面试中的某类。

如果你没有心理咨询师相关专业的文凭，那么有通过自学获得的专业知识吗？如果你还没来得及拥有扎实的专业知识，那么有不错的沟通、协调、合作等社会能力吗？如果你还没有开发出这方面的能力，那么有肯吃苦、忠诚、细心、好学这些为人的优良素质吗？如果你尚未发掘这些素质，你有一定要得到一份心理相关领域内工作的决心吗？——只要你有坚定的意志，最终能得到市场的认可，你需要的只不过是在求职的过程中发现自己的优势，并且在不断打磨的过程中令其变得闪亮。无论何种面试技巧，其前提一定需要你的信心和决心，哪怕你是已经被拒绝了几十次的"拒无霸"，也不要丧失对自己的信心，不要放弃对职业的追求。如果连你自己都没有自信，没有企业的大门会为你敞开。

请记住：只要你知道自己要去哪里，全世界都会为你开路。

一般来说，企业采用的面试有如下几种形式。

1．结构化／半结构化的程序试面试。

招聘发展到今天，这已经成为 HR 最常运用的方式。越是大型的企业，越会采取这种方式。面试官会按照事先设计好的程序和题目采用一问一答的形式来考察应聘者，通常就一些常规化的问题进行提问，如自我介绍、职业生涯规划、优点缺点等，再有就是简历上的经历，会根据求职者的经历进行深入的提问。

这种方式的面试，可能是一对一，即一个主考官面试一个应聘者；也可能是多对一，采用会审的形式，由具有不同背景、来自不同部门的多个面试官面试一个应聘者。这种面试的设计效果是有意给求职者一些压力，另外也为了提高效率，节约面试官和求职者双方的时间。会审式的面试，往往是你通过了几轮初筛后才会采用，一般规模大的企业采用得较多。另外还有一种群体面试，即一个或者多个面试官面试多个应聘者，初筛时也会采用这种方式。对求职者来说，困难之处在于应聘者自由发言而不是轮流发言，势必有人会抢了别人的发言机会。

2．自由化面谈。

考官会与你闲话家常式地聊天，随兴所至地提问，并不遵循一定的提问路线，通常以"自我介绍"开始。但往下进行，交谈的内容和程序就没有常规了，面试官会突然打断应聘者，提出一些他感兴趣的或者尖锐的问题。这种面试，考官的目的在于通过与应聘者自由地交流，在应聘者较为放松的状态下伺机观察应聘者的人品、见识、应变、谈吐和风度。

一般采用这种方式的面试官分为两类，一类是有着丰富工作经验和社会阅历善于识人的高手，另一类是对招聘不太专业的人士。很多小型的公司会采用这种方式。

3．压力面试。

这种方法会事先设计、故意刁难，令应聘者难堪，直至无法回答，以观察应聘者在突如其来的变故下的应变能力。如果你感觉到了回答艰难，问题尖锐，那往往就是对方在采取压力面试。通常加压的方法有频繁打断应聘者的发言，让应聘者不能完整地表达自己；不断否定应聘者的观点；态度恶劣地、非客观地批评应聘者的诸多不足；对应聘者表现出很不耐烦和很不专心的态度，如喝茶、接电话、面试官自己闲聊等。压力面试并不是面试官真的对你有想法，一般职业的做法是在面试后会对应聘者讲明，所以你在了解之后要保持冷静。在压力之下，保持自信非常重要，尽管你遭受了很多打击，但请相信你打磨了很久的自己的优点。另外，在压力之下很多人会丢掉诚实的原则，这一点提醒大家一定要注意，压力之下的诚实是一种心智成熟的表现，要控制自己的情绪，不要忘记根本的做人原则。

案例：压力面试

一家外资公司的 HR 朋友聊起他在面试应届生时运用的压力面试：有一次，一个小组一起做完汇报后，他忽然说："你们觉得这就是你们的成果吗？说清楚了吗？有人能听得懂吗？给你们展示十五分钟，你们却只用了五分钟，这是怎么回事？需要选一个人来进行陈述，你们怎么找了一个不明白的人来讲？"

这一连串的问题让小组的学生有点儿沮丧，小组成员有马上反驳的，有推卸责任的，有找借口的，也有回答是因为听错了紧张才导致用时错误，能否再给些时间做补充的等。

其实对于这种问题，虽然问的方式有些刁难，但确实是存在于那个小组当中，所以他会欣赏那些虚心承认问题的存在、并提出是否能有什么方法来弥补或者改正进而提出更好的建议的学生。这位 HR 的建议是当你感觉到压力时不要慌，面试官只是以一种不太友善的方式来指出你的问题，你只需要根据事实，如实回答去说出自己想法，并考虑如何改进，态度谦虚而不自卑，这样就可以了。记住面试官不是要和你过不去，放轻松些。

4．团队面试。

这是让多个应聘者在一定时间内（通常在半小时左右）完成某项内容，面试官则以观察者的身份出现。常见的方式是无领导小组讨论和管理游戏。

无领导小组讨论法：这是大公司在初试时经常使用的方法，特别是对于应届生，由于应聘人员多，在初选中这种方法很受 HR 欢迎。它将大约 5～6 名或更多应试者编为一组，应试者的地位平等，就某一指定问题进行讨论，评价者在一旁观察。主要测试应试者的组织协调能力、口头表达能力、处理人际关系的技巧等。

管理游戏：让多个面试者在给定时间来共同完成一些游戏任务，比如搭积木、设计故事、角色扮演等等。评价者在一旁观察，在整个游戏的过程中观察应聘者的合群性、参与性、创意、说服与接纳、团队协作等。

管理游戏题举例——键盘销售：让六个应试者一组扮演小型企业的管理委员会，对于给定的具有不同利润的键盘，每个小组成员均要就投资、购买、股票控制及销售问题发表意见。主考官通过对应试者行为表现的观察，关注小组讨论中自然形成的领导人以及其他成员的组织能力，思维的敏捷性及压力条件下的工作情况等。

5. 电话 / 视频面试。

这种方式比较节约面试时间和成本，适合于求职者和招聘方距离较远的情况。一般外企招聘时用得多一些。提问的内容与结构化和半结构化面试差不多，只是把当面沟通改为了电话或者视频沟通。对于外资企业，主要通过这种方式考察求职者的英语能力，一般适合于初试。对于国内企业，会在异地招聘初试时运用这种方式。大家了解一下就可以了。

6. 文件筐测验。

这种方法一般在招聘人力资源高层管理者或公务员时使用得多一些，对应届生使用很少。文件筐测验是通过模拟某一任职者的日常管理工作，设计若干日常工作中经常遇到的典型管理文件，让应试者现场阅读和处理，以确定应试者能否很好地理解一个新的工作环境并在较短时间内作出正确的管理决策，主要测试应试者在授权、决策、计划、文字表达、时间管理等方面的能力。

7. 即席演讲。

即席演讲是求职者按照给定的题目要求稍作准备后进行发言。一般会给 5 ～ 10 分钟准备时间，3 分钟左右的发言时间。题目多种多样，如用图画表现"我最喜欢的大学"并进行演说，在新年职工联欢会上发表祝词等。企业通过即席演讲来测试求职者的快速反应能力、理解能力、思维的逻辑性及发散性、语言的表达能力及举止风度等。这种方法比较费时，一般用于规模比较大的公司过五关斩六将式的多轮面试当中。

8. 别忘了面试官最想看到的个性特征是什么。

心智成熟是面试官最想看到的个性特征，尤其是对于应届毕业生。单纯天真得令人担心或是以自我为中心、把自我看得很大都可能给工作带来麻烦，而懂得换位思考、宽容、自律、积极、能认识到事物的多面性，这些心智成熟的特点是面试官所看重的，也是职场成功必备的条件。找工作的过程是一个很好的锻炼心智的过程，在这个过程中你会发现"我喜欢""我认为"这些句子会在面试中被检验，过分的自我与过度的理想都会在面试中遭遇挫折。正确地面对，经历了这个关口之后，自我会变得越来越小，而其他的东西会越来越大。成熟代表着一个人自信地把自我看得很小，而把职业精神看得很大。一个朋友笑谈他面试应届生的经历，有的激情四溢，情绪激动得一塌糊涂，好像是考电影学院而不是面试职位；有的则滔滔不绝，非常自我甚至是自负——这些都是心智不成熟的表现。大家在求职过程中需要时刻提醒自己，多替他人考虑问题，换位思考，尝试进行情绪控制，因为你自己的情绪都控制不住的话你日后又怎么为自己想从事的职业奠定基础呢？控制住了或者说经历过了，你的心智也会在这个过程中日趋成熟。

任何面试技巧，脱离了本色夸夸其谈，是很容易被 HR 发现的。无论面试官如何发问，一定要诚实回答。这也是对你心智的考验，训练有素的 HR 可能会抛出一些问题诱使你说谎，这个时候最重要的原则就是记住要诚实回答。很多人往往为了得到一个令自己心仪的工作而夸大自己的能力，如果你不熟悉劳动合同法而说自己熟悉，那么下一个问题马上会跟上来让你探讨里面的深入内容，谎言在刹那之间会破灭，并且你失去了任何扳回的机会。

要提醒大家的是，心智成熟的诚实是有策略的。

看一个例子：一位同学一心想进入国际性的咨询公司，在遭到拒绝后，转而将目标锁定于国际会计师事务所。最后，只有安永给了她面试邀请。原本此机会已是弥足珍贵，但面试中，考官问到她还投递了哪些单位时，她将投递过的单位如数家珍般一股脑儿兜出，表现了极强的兴趣，但就是没有表现出对安永的兴趣。考官最终将她拒之门外。如果她在如实地谈投递过哪些单位的时候，突出她对于安永的诚意，结果会是不一样的。作者曾经面试过一个女生，问她离职的原因时她泣不成声，因为作为人事专员她与其他部门同事一起抱怨公司，她的上司也就是人事经理将她劝退了。她是很诚实地讲出了原因，但是忘记了控制好自己的情绪，这是缺少沟通中的理性和沉着。少一些任性和情绪化，磨炼自己的心智，诚实应答，是被 HR 面试时需要掌握的。

心理咨询师简历范本点评：

●吴小姐的求职简历●

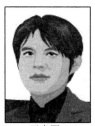

姓名　　吴小姐　　简历编号

示意图

性别	女	人才类别	应用心理学
出生日期	1984-3-2	婚况	未婚
健康水平	良	学历	本科
籍贯	河北省	身份证号	××××××××××××××××
希望工作地	北京	更新时间	：2017-8-23 23：32：00

●求职意向●

心理咨询师

●技术技能●

英语等级：四级。
普通话程度：标准。
计算机能力：一般。

●求学经历●

2003.09—2006.06 邯郸××××××心理专业。
2006.09—2008.06 ××××××××××。
2006.10—2007.04 北京大学培训心理学综合知识和心理咨询技能，并获国家三级心理咨询师证书。
主要擅长青少年心理咨询，家庭系统治疗，亲子关系咨询。

●工作经历●

2003.09—2006.06 对一些初中学生做心理辅导兼学科辅导。
2005 年 10 月至 2005 年 11 月　××市×××××××中学实习教授初一政治。
2007 年 08 月至 2007 年 11 月　×××××××××心理咨询室实习。
2007 年 10 月至 2008 年 5 月　义务担任唐山育心方舟心理咨询中心高级咨询助理和兼职心理咨询师。主要涉及青少年心理咨询、婚姻咨询、家庭系统治疗、性心理偏差咨询、亲子关系沟通的技巧培训等方面。
2008 年 6 月至今　担当×××××××大学原动力成长教育研究中心中级心理咨询师，主要涉及青少年心理咨询和心理辅导、以及家庭和亲子关系的辅导。

联系电话　××××××××××
电子邮件　××××××××××
联系地址　××××××××××
其他方式　××××××××××

| ●丁先生的求职简历● | | |

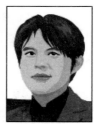

示意图

姓名　丁先生　简历编号

性别　　男　　人才类别　心理咨询师
出生日期　1969-7-6　婚况　　未婚
健康水平　健康　　学历　　大专
籍贯　　安徽 - 合肥　　身份证号　340104196907×××××
希望工作地　　安徽 - 合肥　　更新时间　2017-3-16

| ●求职意向● |

心理咨询，中小学学校心理学教育。

| ●技术技能● |

我是一名专职心理咨询师，国家二级资格，三年专业经验（有丰富的个体和团体经验）。擅长各类神经症及心理问题的咨询、治疗，熟知 eap 相关知识。

| ●求学经历● |

时间　　　地方学校 / 机构专业　　学历
1989.9--1991.7　××大学×××××××　　　大专
2005.9--2007.4　×××××××××××××××　　本科

| ●工作经历● |

1991.8--1995.1　合肥××××公司 (国有企业)。
工作职位：销售经理、人事主管。
工作描述：毕业后即进入该公司从事销售、销售管理，后从事人事管理工作。
1995.3--2002.10　安徽××××集团 (国有企业)。
工作职位：技术市场部主管。
工作描述：主管销售、售后服务（技术支持）。
2003.1--2006.9　合肥×××××××公司 (民营企业)。
工作职位：专职心理咨询师。
工作描述：本人有着丰富的临床咨询经验，擅长采用个体或团体的方法对各类神经症及心理问题进行治疗或咨询。

联系电话　×××××××××手机　136-2903****
电子邮件　×××××××××
联系地址　安徽合肥
其他方式　×××××××××

心理咨询师简历：

简历查看　　　　　　　　　　　　　　　　　　　完整简历 | 关闭窗口

|　　● 刘英的求职简历● 　　|　　打印　　|

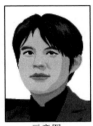

姓名　刘英　　简历编号

示意图

性别	女	人才类别	心理咨询师
出生日期	1969-7-6	婚况	未婚
健康水平	良	学历	本科
籍贯	宁夏	身份证号	××××××××××××××××
希望工作地	宁夏	更新时间	2017-05-20 23：52：07

|　　●求职意向● 　　|

心理咨询师、精神病医师、教师、高级管理

|　　●技术技能● 　　|

技术职称：高级
语言能力（第一外语：英语，一般）（第二外语：日语 一般）
计算机能力：初级

|　　●求学经历● 　　|

1995-09～1996-07　××××× 　心理学　本科

|　　●工作经历● 　　|

联系电话　××××××××　手机　×××××××××
电子邮件　××××××××
联系地址　××××××××
其他方式　××××××××

心理咨询师简历：

简历查看 　　　　　　　　　　　　　　　　　　　　　　完整简历 | 关闭窗口

| ●李老师的求职简历● 　|　 打印 　|　 贴心家政网 　|

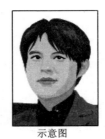

　　　　　　　　　姓名　李老师　　简历编号

　　　　　　　　　　　　　　　　　　　　　　　示意图

性别　　　女　　　人才类别　心理咨询师
出生日期　1973.5.1 岁　　　婚况　　未婚
健康水平　良　　　学历　　本科
籍贯　　　福建　　　身份证号　××××××××××××××××
希望工作地　　　全国　　更新时间　2017-05-20 22：50：28

| ●求职意向● |

心理咨询师，体育　　职位描述：心理健康教育、心理咨询师、体育教学

| ●技术技能● |

普通话等级：二乙
专业职称：中学一级、国家二级心理咨询师

| ●求学经历● |

毕业学校：福建×××××××
所学专业：体育教育
获得学历：本科
毕业时间：1992.7 年

| ●工作经历● |

现在单位：福建某重点中学
工作经验：十年以上
专业职称：中学一级、国家二级心理咨询师

联系电话　×××××××××　　手机　×××××××××
电子邮件　×××××××××
联系地址　×××××××××
其他方式　×××××××××

应用心理学专业毕业求职：

简历查看　　　　　　　　　　　　　　　　　　　　完整简历 | 关闭窗口

|　　●李同学的求职简历●　　|　　打印　　|

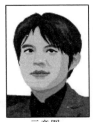

姓名　李同学　　简历编号

示意图

性别　　　女　　　人才类别　应用心理学
出生日期　1986 年 3 月　　婚况　　未婚
健康水平　良　　　学历　　本科
籍贯　　　×××××××　身份证号　××××××××××××××××
希望工作地　　　福建　　更新时间　2017-9-14

|　　●求职意向●　　|

心理咨询师

|　　●技术技能●　　|

06 年获全国计算机二级证书；
08 年获普通话二级甲等证书、教师技能证；
09 年获教师资格证；
09 年三级心理咨询师培训。

|　　●求学经历●　　|

1999 年 9 月—2002 年 7 月 就读于福建××××××××
2002 年 9 月—2005 年 7 月 就读于福建××××××××
2005 年 9 月—2009 年 6 月 就读于四川×××××××××

|　　●工作经历●　　|

参加社会实践经历
05- 07 学年在假期参加社会实践：建材商店接待员、 学习软件促销员、统一果汁促销员；
06-07、07-08 学年参加×××、县各中学进行考前心理咨询辅导活动；
07-08 学年到×××福利院为残疾儿童、孤儿进行心理辅导；
07-08 学年被聘为大学生心理健康委员会心理咨询员，聘期一年；
07-08 学年负责系刊的编排工作；
09 年 3 月 -4 月在×××第二中学进行心理辅导老师、班主任以及教学工作的实习。

联系电话　×××××××××　手机　×××××××××
电子邮件　×××××××××
联系地址　×××××××××
其他方式　×××××××××

心理咨询师简历：

这份心理咨询简历是一位陕西教育学院心理咨询专业的求职者为应聘小学教师、咨询员、辅导员职位而制作的个人简历

简历查看   完整简历 | 关闭窗口

| ● 王雅慧 的求职简历● | | 打印 |

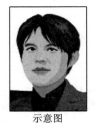

姓名　王雅慧　简历编号

示意图

性别　　　女　　　人才类别　心理咨询师
出生日期　1963 年 5 月 28 日　　婚况　　已婚
健康水平　良　　　学历　　　本科
籍贯　　　北京　　身份证号　××××××××××××××××
希望工作地　　　北京　　更新时间　2017-6-6

| ●求职意向● |

心理咨询师

| ●技术技能● |

国家二级资格，7 年专业经验（有丰富的个体和团体经验）
擅长各类神经症及心理问题的咨询、治疗
普通话：优秀　英语：良好

| ●求学经历● |

1981.7--1985.7　×××大学　　×××××××× 专业　　本科
2005.3--2006.9　×××心理诊所　精神分析训练　　其它

| ●工作经历● |

1985.7--2006.6　部队（其它）　心理咨询师
工作职位：1985 年到部队先做技术工作，98 年底到现在从事心理咨询工件

联系电话　××××××××　　手机　××××××××
电子邮件　××××××××
联系地址　××××××××
其他方式　××××××××

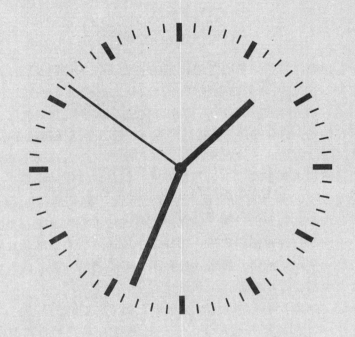

第四章

进入心理咨询业，你会发现这是一个
很宽广的事业舞台

第三章我们介绍了想做心理咨询师的各种准入条件，及除了取得心理咨询师证书外，自己需要做的各种准备，以及大家都会面临的求职及面试等步骤。那么，有机会进入心理咨询业工作后，随着你慢慢在这个领域内的不断积累和渗透，你会发现，其实这个领域，是一个越做越值得敬畏的领域。

心理咨询行业是一个看起来神秘，做起来能"助人自助"的行业。很多人都想通过培训拿到资格证书后尽快开业，但是现实中并不是那么容易的。因为从你拿到心理咨询师资格证书的哪一天起，你只是跨进了一个可以从事与心理咨询相关职业的门槛，这之后还要进行不断的修练和不断的学习，经历各种不同的咨询案例积累后，才能逐步迈向你所衷情的职业轨道。这个行业确实是一个很宽的事业舞台，会有那么多自己可以施展的天地！并且，每一个分支也都会有不同的作用和价值。

应该说，心理学可能是现代社会中涉及面最广的一门学科，无论是生活中还是工作中，都离不开心理学，它一直支撑着人们生活和工作中的心理行为。而心理学因为分支学科还有区别，所以就业方向也不一样。

如果按照学科来分，在社会生活中，我们接触最多的是教育心理、医学心理和商业心理。这类常用的分支学科在我们的咨询中会经常碰到。当然，除了这三类分支学科我们最常用，还可以按照应用领域和理论领域来分。无论怎么去区分，都与我们的就业关系很大。

第一节　按照心理学分支的发展方向

如果按照心理学分支来说就业，作为一名多年游走在企业中、又多年学习心理学和使用心理学的我来说，这个问题我是比较有发言权的。

心理学的几个基本分支，如果以就业为导向来说，人格与社会心理学是性价比最不高的。相对而言，工业与组织心理学还有计量心理学的性价比很高。

　　我自己偏向研究发展心理学，虽然有些人认为不是主流，但对我来讲还是感觉比较实用的，因为发展心理学方向研究的人群比较清晰，主要就是从出生到成年前这段时期。同时，我再配合咨询心理学，然后再修人格心理学，这样结合的结果，是既能做研究，又能偶尔讲讲课。当然，这对写作水平要求是比较高的。

　　每个分支，都会有适合自己的发展方向，如果你感兴趣的，或者学习的更加深入的是工业和组织心理学，很多商学院里面有，心理系也有，能比较微观地解析各种组织环境下的相关行为，就业范围很广泛。进高校的话，可以去心理系也可以去商学院。如果专业就是计量心理学的话，就业的时候就主要有两个大方向：统计和测量。这二者，尤其前者，需要研究者具备相当的编程能力或者使用软件的能力。读书期间，需要学会使用 SAS，SPSS，R 等常用软件。不但如此，如果能够独立进行方法性的研究，还需要对数据的模拟技术有很好的了解。测量方向的学生，毕业后一般去高校或者测验公司等，比如 ETS，Pearson 等；统计方向的，就业范围广泛，高校、公司和政府部门都可以。

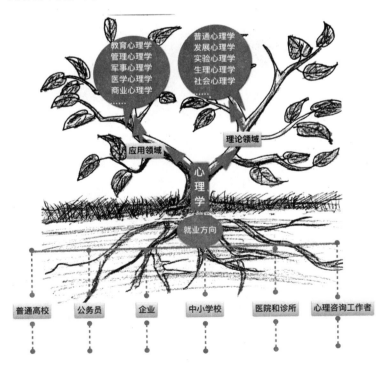

而教育心理学，恐怕是从现在开始会逐渐热起来的领域，无论去教育机构还是学校，都是很受欢迎的。

总之，如果按照应用领域和理论领域来划分，那就业机构的性质上会有些差别的。相比较来说，如果不是专业去研究机构工作，那应用领域在就业中会更实用一些。

第二节　具体到工作场所的就业方向

如果从心理学的分支，再具体到工作场所，按照基本的分类一般会分为六大类。当然，六大类中还会分为很多比较具体的岗位，将在下一节给大家阐述。

1．普通高校。

这是心理学研究生毕业以后的主要去向。近年来高校对于学生的心理健康问题越来越重视，纷纷开设心理学的公共课，心理学硕士担任起高校心理公共课的教师。这无疑扩大了心理学研究生的就业面。对于心理学硕士来说最好的就业方向之一是进入心理学系和教育系成为一名心理学老师。

2．公务员。

招心理学研究生做公务员的一般是公安系统、教育行政部门，公安局、劳教所、监狱、边检站等都是可能的去处。

3．企业。

心理学研究生去企业主要从事猎头（人才中介）、人才测评机构、企业咨询和人力资源管理、策划设计公司。心理学研究生和人力资源管理专业的学生不同，心理学学生倡导人性化的管理，与人力资源管理的学生有所互补。

4．中小学。

原来一般招的是本科生，随着大中专院校心理辅导人员的饱和，也有一些研究生开始考虑进入中小学从事心理教育工作。

5．心理咨询工作者。

国内这个行业从目前我国的现状来看，单纯从事心理咨询工作还不是一个收入十分丰厚的职业，要想有外国同行的薪水有待进一步努力开拓市场和提高自己的咨询水平。但未来的前景还是相当不错的。

6．医院和诊所。

学习临床心理学和医学心理学的学生，可以去医院或心理诊所从事心理咨询和治疗的工作，但是以中国现今对心理医生的需求，再加上去医院需要有行医执照，难度比较大。

在这六大类工作岗位里，作为心理咨询师，你将向求助者提供如下范围的帮助。

首先，会从来访者及家属等信息源获得有关来访者的心理问题、心理障碍的资料；对来访者的心理成长、人格发展、智力、社会化及家庭、婚姻生活事件等进行全面评估，概括心理和生理测查；根据心理发展史和心理生理测查的结果，对来访者做出心理诊断，制订心理治疗计划，并指导实施；在心理咨询中发现来访者有精神障碍或躯体疾病时应及时请求会诊或转往其他专科。

具体来说，有以下几种：

1．心理危机干预。

一个人遇到沉重的心理创伤和打击，如理想、目标和事业的丧失，亲人的意外死亡，人际关系的恶化等导致急剧的精神崩溃时采取的心理咨询。

2．生活问题咨询。

包括恋爱、婚姻、家庭及性问题，升学和就业的选择，适应不良，学习困难，儿童行为不良，人际关系问题，以及酒和药物依赖等各种心理卫生问题。

3．身心疾病咨询。

许多躯体疾病，如高血压、冠心病、肿瘤等，其疾病的发生，发展与转归也均与心理社会因素有一定关系，可以及时进行心理咨询，从而解除心理压力，以防止躯体疾病加剧。

4．精神障碍咨询。

如患神经症、人格改变及其他精神障碍者，可就有关药物治疗、社会功能康复、婚姻与生育等问题征求医生的意见。

5．其他心理卫生问题咨询。

如家庭、群体的心理卫生问题，亦可进行心理咨询。

导致心理问题或心理疾病的原因有很多，其中人与人之间的冲突摩擦、恋爱婚姻、家庭矛盾、亲子关系、升学考试、就业选择等问题尤为突出。

第三节　心理咨询职位划分及薪酬情况

第二节让大家熟悉了心理学不同分支的发展方向及具体到工作机构的就

业方向，大家对进入应该有了初步的了解和基于自己能力的判断。那么，如果仅仅做心理咨询师，工作范围会有哪些？本节中，我们将对心理咨询师的工作范围和这些领域中会出现的不同职位做详细的解析，以方便大家对照或者去参考。

由于心理咨询在国内是一个新兴的行业，所以，一些职位的设置还不是很完善，这里，我们仅结合国内现阶段的职位需求，及国际上的发展现状来跟大家展展示不同职位的划分及未来有可能成就的方向。

一、企业／专业机构中的职位分布及入行门槛

无论在企业还是在学校，或者是在各种对心理咨询师有需求的机构中，心理咨询师是分为不同级别的。而这种不同级别在一定程度上是会按照相应的背景做为参照，在当今社会环境中，国家又把心理咨询师加上了以硬性的"指标"为条件限制门槛。即一定要通过国家心理咨询师不同等级的考试，来取得入门的"通行证"。

（一）心理咨询员

心理咨询员作为一般心理咨询机构的工作人员，会参与到日常的心理咨询配合性工作中，但不能独立做咨询。因为一名专职心理咨询员只掌握心理咨询理论及其基本技巧，还需要在心理咨询工作中认真学习，不断提高心理咨询服务水平。

1．心理咨询员（助理心理咨询师）的工作职责。

（1）心理咨询时间每次不超过 1 小时。

（2）在咨询过程中与来访者建立互相信任、互相尊重，保持平等关系，给来访者以安全感。明确自己的地位与身份，保持中间立场，不把个人观点外加给来访者。

（3）与来访者保持良好的咨询关系，若因故不能继续咨询时，要及时联系咨询办公室，将来访者转介给其他咨询员。

（4）工作认真负责，咨询结束后及时做好咨询记录。

（5）对个案资料要绝对保密，有关来访者的资料只在咨询室存档。

（6）对有自杀念头或动机者，必须及时向心理健康教育中心报告。

（7）积极参加案例讨论和咨询督导活动，提高咨询效果。

（8）咨询员自身有情感冲突和情绪问题时，必须暂时停止上岗。

（9）对来访者提出超越咨询员职能范围的要求不予满足，不得接受和

索取来访者报酬和礼物。

2．心理咨询员的进入门槛。

目前，心理咨询员进入的门槛不是很高，但一定要通过国家心理咨询师三级的资格考试，以下为企业招聘该职位时常见的要求。

要热爱心理学，心思细密，有过从事志愿者经历者优先；个人人格健康，积极乐观、爱好广泛师很有必要的；还要具有强烈的以帮助他人为乐趣的心态；热爱咨询行业，有爱心；能够对具问题进行心理疏导。有高度的责任感和职业道德。在情感方面比较成熟；有较好的说服力、较强的亲和力、敏锐的思维。

3．心理咨询员的的薪资待遇。

在工资待遇方面，有些企业中的心理咨询员实施的是计件工资，按月结算工资。新手也可以有锻炼的机会。一般学习期都有工资，收入为800～1200元/月，视工序不同，收入不同。学会则计件，做得多拿得多。有一定经验的人工资也会按小时计件，工资为1200～3000元/月，更熟练的人工资可达4000元以上。此外，不按计件的工资也会在3000～5000左右。

（二）心理咨询师

心理咨询师，是指运用心理学以及相关学科的专业知识，遵循心理学原则，通过心理咨询的技术与方法，帮助求助者解除心理问题的专业人员。服务对象既有那些心理上有问题，但又为非精神疾病的人解决心理上的困惑、排忧解难，达到心理平横，健康的心理。级别高于心理咨询员，当然要承担的职责也高于心理咨询员。

1．心理咨询师的岗位职责。

（1）遵循保密原则。除了在督导和业务研讨会之外，不向外界透露来电者的任何资料和情况；对咨询记录和录音资料，应妥善保存，不带到机构以外的地方，不得泄密和遗漏。研究、写作、发表等需要引用资料时，必须经过热线管理机构的批准并存档备查，同时必须对来电者的个人身份和内容进行保密处理。

（2）在电话咨询中，不向来电者透露咨询员的私人联系方式和信息；不允许和来电者建立工作以外的关系；不向来电者或其他无关人员透露热线咨询其他工作人员的信息和联系方式；保证工作人员的安全。

（3）不利用咨询关系谋求个人物质和其他利益。

（4）不利用咨询关系满足自己的精神需要。如：爱、控制、尊重、指导等。

（5）充分尊重来电者自由选择的权利，不把自己的观点强加于人。

（6）针对疑难问题，要及时汇报，必要时应本着对来电者负责的态度转介。

（7）必要时采取保护措施。如来电者有明确的自伤计划，要进行危机干预；如来电者有明确的伤人计划，要向有关部门、机构和人员报警。

2．心理咨询师的进入门槛。

心理咨询师比心理咨询员资历深，专业成熟，要承担的工作责任也大，所以，会有些硬性的指标。心理学或社会工作专业，有心理咨询的执业资格证书，最好是全日制的硕士生，这点在招聘条件中都很常见；擅长心理辅导，有实际心理咨询经验；具备良好的专业素养和职业操守；有较强的表达和沟通能力；最后，性格开朗，富有亲和力是最关键的。

3．心理咨询师的薪酬待遇。

在国内，目前心理咨询收费从每小时 200 元至 1000 元不等，平均收费 200 元 / 小时。在南京，平均收费 100 ～ 200 元 / 小时。在北京的一些 CBD 商务区内，咨询收费往往会达每小时 100 美元。而在上海、苏州等地起价为 200 元，最高为 500 元以上；心理治疗的费用相对要高一些，如果是婚姻问题，并且由资深治疗师治疗，每次两个小时，500 元 / 小时以上；如果是其他问题，资深治疗师收费 600-1000 元 / 小时，普通治疗师 300-500 元 / 小时。

（三）高级心理咨询师

在心理咨询师类别中，目前高级心理咨询师是国内最高级别的职称。高级心理咨询师职业功能工作内容、技能要求具备相关知识能做心理诊断初诊接待和初步诊断，并能向下级心理咨询师示范初诊接待的全过程。除此之外，社会对于高级心理咨询师的要求也非常高。但需要注意的是，到目前为止，高级心理咨询师（国家职业资格一级）尚未开放。

1．高级心理咨询师的岗位职责。

（1）能主持会诊。

（2）掌握区分不同变态人格的知识。

（3）能挖掘并向下级心理咨询师解释引发心理问题的社会性原因。

（4）熟悉人类的生物、社会、心理属性之间辨证关系的知识，能进行剖析案例并讲解。

（5）能审定下级心理咨询师对疑难案例的咨询方案。

（6）能正确使用权威效应实施各类催眠术。

（7）能对下级咨询师最终咨询效果进行评定。

（8）能翻译项目，如，能翻译国外编制的量表，能翻译国外制定的常模。

（9）编制心理测验。

2．高级心理咨询师的进入门槛。

高级心理咨询师的进入门槛比起前两者来说比较高，但一般年龄要求在30～45岁，身体健康，热爱心理咨询师工作；在学历方面，企业会要求心理学、医学、社会学、教育学和管理学硕士或以上学历，博士学位优先；最关键的一点，高级心理咨询师一定要受过系统心理咨询与治疗培训，有临床心理咨询经验；最后，个人人格健康，积极乐观，具有较强团队精神也是必需的。有企业员工心理辅助工作经验者优先，特别优秀人员年龄和学历要求可适度放宽。在企业的招聘中，也许会要求英文，但英文并不是必要条件。

3．高级心理咨询师的薪酬待遇。

由于高级心理咨询在国内尚为数不多，而且国家也对高级心理咨询师的认证没有放开，所以，高级心理咨询师并不是很常见，其收入标准也很难界定。在此，仅以国内某跨国公司的薪酬为例：能在国内外做定期督导，专职人员最高年薪10万（RMB）以上。

（四）企业心理咨询师

近几年，人们普遍感到工作中的压力越来越大，尤其是在一些大城市，如何让工作和生活保持合理的平衡已经成为上班族常常头疼的大问题。如果企业通过第三方专业服务机构，聘请签约心理咨询师的话，员工有了心理问题就可以直接通过免费电话或直接找心理咨询师咨询，这导致心理培训越来越被各大企业所关注。在北京，专业从事企业心理咨询师培训的公司已近10家，当公司沟通不顺畅甚至破坏人际关系时，生意也会同时遭遇问题。所以，心理咨询师作为新一代管理顾问，正在进入公司办公领域。企业外请咨询、培训人员，不仅费用高昂，而且还无法保证持续、连贯的效果，加上外部人员对企业内部的了解不足，实际效果可能会大打折扣。因而企业内部会设置咨询、培训专家，职责大多也会根据自己企业的情况制订。

1．企业心理咨询师的岗位职责。

这个职位的具体职责是：负责全员职工之间人际关系障碍的突破，提高全员职工协同作战的层次；负责全员职工的心理素质以及创新能力的提高；

负责建立能够持续发展的企业文化等。总心理师兼培训、启导、辅导三种功能于一体，能够实现企业管理者与员工间的最佳沟通，最大限度地将人力资源转化为生产力。

所以，公司招聘心理咨询师主要是要求对方能够缓解员工的心理压力，解答员工的一些心理疑问。公司一位医务人员表示，公司有很多的员工刚刚从学校走上社会，心理上容易出现一些波动，加之工作压力大，远离父母，在处理同事关系、上下级关系甚至恋爱关系上常常不知所措，产生很多困惑。心理咨询师就是要解决员工的这些困惑，让他们能更好地工作。

2．企业心理咨询师的进入门槛。

企业心理咨询师的进入门槛比较高，主要有以下要求。

（1）必须已通过劳动部心理咨询师资格考试，取得二级以上（含二级）证书者；

（2）具有心理学、教育学、医学、社会工作硕士以上学历者；

（3）要具有三年以上心理咨询实践工作经验，积累有大量案例者；

（4）要具有敬业精神，团队精神，热爱心理咨询工作者；

（5）英语听说读写熟练者企业也会优先考虑。

3．企业心理咨询师的薪酬待遇。

企业心理咨询师——也就是现在企业里开始流行起来的 EAP 服务，也叫员工心理帮助计划。这也是目前世界上心理咨询师服务的一种重要形式——EAP 服务（企业心理服务），服务对象是世界 500 强的企业。现在，世界 500 强的企业有 75% 都选择为员工提供 EAP 服务。心理咨询师是一个可以终身从事的职业，会随着年龄的增长而持续发展。所以，做企业的心理咨询服务待遇是非常高的，但现在没有界定标准。

二、治疗机构

在国外，有不少企业家每年都会定期和心理治疗和咨询师面谈若干次，并不见得都是因为心理问题，很多是为了做心理拓展，因为企业家发现当自己的心理状态提高一个台阶时，公司也就向前跨越了一步。很多时候公司出现的瓶颈来自企业家本人的心理瓶颈。所以，在治疗机构中，心理咨询师又被赋予了更神圣的职责。与很多医生的治病救人一样，治疗机构中的心理咨询师必须兼具心理咨询和心理治疗的能力，更要熟悉医学。接下来，我们就治疗及相关机构中的心理相关职位设置进行详细的解释。

（一）心理治疗师

现代社会生活快速的节奏，沉重的工作压力，嘈杂的生活环境，使人们的情绪常常处于紧张状态，因而产生抑郁、焦虑、烦躁等心理病症状，严重影响工作和生活。因此，心理治疗近年在中国越来越受到人们的关注。

然而中国的心理治疗起步很晚，20 世纪 70 年代末期之前基本为零，一直延续到 1979 年改革开放，80 年代初一些心理门诊陆续出现在北京和广州等大城市。据一项调查，中国 13 亿人口中有各种精神障碍和心理障碍患者 1,600 多万人，在全国 1.5 亿青少年人群中，受情绪和压力困扰的青少年有 3,000 万人。上海市精神卫生中心院长萧泽萍表示，该院开设的上海市心理咨询中心，每天都有至少 300 多人次前往就医。初步统计，上海一年约有 15 万患者进行心理咨询和治疗，其中年轻白领和高学历人士占很大比例。

据郑州大学王清红教授估计，中国心理咨询师的真正需求量在 100 万人以上。

其实，心理治疗师就是所谓的心理医生，侧重于治疗心理类的疾病。心理治疗师要学习临床心理学以及一些有关医学类的内容。具体来说，心理咨询与心理治疗两者的区别就是：心理咨询师没有处方权，只是做咨询；心理治疗师有处方权，一般是精神科医生。心理治疗师与咨询师出卖的是生命时间，即心理治疗师与咨询师，用自己的生命陪伴来访者成长。心理治疗师与心理咨询师，在接待来访者的过程中，不仅要花时间，还要倾听来访者各种不良情绪的诉说和宣泄，一天下来，对医生自己的心情都有很多不良影响。

1．心理治疗师的岗位职责。

心理治疗又称精神治疗，是应用心理学的原则与方法，治疗患者之心理、焦虑、认识与行为有关的问题。治疗的目的是在于解决患者所面对的心理困惑、减少焦虑、抑郁、恐慌等精神症状，改善患者的非适应行为，包括对人对事的看法、人际关系，并促进人格成熟，能以较为有效且适当的方式来处理心理问题和适应生活。因为在治疗过程中主要运用心理学的知识和方法来进行，所以称为心理治疗。工作时间：全职每周四个半天固定，每周三整天固定。

2．心理治疗师的进入门槛。

（1）具有医学心理学背景：二级心理治疗师、注册心理师。

（2）具有良好的职业道德，严谨的工作态度；无职业伦理不良记录。

（3）具有从事心理咨询与治疗工作三年以上工作经验，年龄在30岁以上。

（4）曾系统接受各类心理治疗，如中德班，中挪班，北大创伤班等，应出示相应的证明。

3．心理治疗师的薪酬待遇。

心理治疗师一般师按时间收费，另外还要针对不同问题使用不同的测试等一系列的方法来确定。如北京和睦佳医院心理治疗的收费标准是每50分钟150美元，折合人民币超过1200元。北京大学临床心理中心开出的心理治疗与咨询的价格也是每50分钟1200元。这些落实到心理治疗师自身，收入也是很可观的。

（二）家庭治疗师

一个功底深厚的家庭治疗师总能跟随家庭的步伐，在家庭困局如麻、毫无希望之际，看到一般人看不到的图景，做到他们以前不曾做到的事情，从而找到打开"家锁"的金钥匙。要成长为一个合格的的家庭治疗师，需要经历扎实的专业训练。

家庭治疗是心理治疗的一种形式，治疗对象不只是病人本人，而是通过在家庭成员内部促进谅解，增进情感交流和相互关心的作法，使每个家庭成员了解家庭中病态情感结构，以纠正其共有的心理病态，改善家庭功能，产生治疗性的影响，达到家庭和睦相处，向正常发展的目的。

家庭治疗由麦尔首创。他认为一个人一生中每个阶段的心理发展与其家庭影响有着密切的关系，并试行家庭治疗，以纠正这些心理病态。早期的家庭治疗(1940-1945)多受精神分析心理治疗的影响，只对家庭成员中的病人进行个别心理治疗。

1．家庭治疗师的岗位职责。

家庭治疗是把家长、孩子及其他家庭成员当作一个自然单位，旨在改进这一家庭单位的整体功能的治疗过程。所以，一般应该做到以下几点：

（1）要避免陷入家庭分歧的某一端，对于家庭问题保持中立。

（2）充分估计问题的复杂性。

（3）在对家庭问题敏感的同时，要灵活、主动。

（4）善于与其他职业的工作者合作。

（5）对家庭变化的能力采取一种乐观的态度。

（6）认识家庭成员的相互作用，疏通他们之间的关系。

（7）为新行为和新的交流方式提供样板。

2．家庭治疗师的进入门槛。

家庭治疗师的进入门槛不低，既要熟悉医疗救助技能，又要对心理学知识非常熟悉，并有一定的从业背景。有的机构还要求定期进行社区讲座。所以，进入的目标一般是应聘进医疗机构，或者去社区保健相关机构。

3．家庭治疗师的薪酬待遇。

在机构中工作，每月一般3000元，多的时候能达到4000到5000多元，而在家庭中，价格就要比这高出很多。

（三）心理障碍治疗师

近30年来，中国经济得到高速发展，而心理障碍却未得到充分的关注，以致出现了教授跳楼、大学生自杀、暴力袭警等现象。最为广泛的是自闭、害怕与人沟通等情况。多数人存在不同程度的心理障碍，如果不及时治疗，会折磨一生，改变人的性格，甚至导致极端行为如自杀和暴力。因此，心理障碍治疗在心理救助中是个难点，要有相当的专业水平才能处理。这就是心理障碍治疗师产生的主要原因。

1．心理障碍治疗师的岗位职责。

不同治疗方向的心理障碍治疗师会有不同的岗位职责，如关注青少年的治疗师除了常规心理治疗外，还要起到青春期的正确引导作用；关注儿童的治疗师，要能耐心、清晰洞察造成儿童心理障碍的主要因素并找出解决办法；而关注老人或者特殊群体的治疗师更要了解多的诱因以达到治疗或者环缓解的目的。所以，因所关注的对象不同，心理障碍治疗师的岗位职责也有很大的不同。

2．心理障碍治疗师的入行门槛。

（1）心理咨询或心理治疗机构的专业人员。

（2）医院的精神科医生。

（3）获得过国家心理咨询师证书者。

（4）企业中高级管理人员及培训部、人力资源部负责人。

（5）曾参加过教练技术培训的学员。

（6）各中小学的心理辅导教师。

（7）具有一定心理学基础知识者。

3．心理障碍治疗师的薪酬待遇。

心理障碍的治疗师的薪酬待遇，是与所治疗的对象和治疗所处的环境有关系的。但一般收入都不低。在3000～6000元左右。但如果是自己开设门诊，收入也是会按小时来计算的。

（四）心理危机干预

心理危机干预是个体在遇到心理挫折与危机的时候，采取第三者介入治疗分担的方式，对其进行干预并引导其重新正常生活的一种心理治疗方法。由于突然遭受严重灾难、重大生活事件或精神压力，使生活状况发生明显的变化，尤其是出现了用现有的生活条件和经验难以克服的困难，以致使当事人陷于痛苦、不安状态，常伴有绝望、麻木不仁、焦虑，以及自主神经症状和行为障碍。心理危机干预能够对处于心理危机状态的个人及时给予适当的心理援助，使之尽快摆脱困难。

1．心理危机干预的岗位职责。

常见原因有急性残废或急性严重疾病；恋爱关系破裂；突然失去亲人或朋友，如亲人或朋友突然死亡或关系破裂；失去爱物；破产或重大财产或住房损失；重要考试失败；晋升失败；严重自然灾害，如火灾、洪水、地震等。心理危机干预者要做到的是：

（1）防止过激行为，如自杀、自伤、或攻击行为等。

（2）促进交流与沟通，鼓励当事者充分表达自己的思想和情感，鼓励其自信心和正确的自我评价，提供适当建议，促使问题解决。

（3）提供适当医疗帮助，处理昏厥、情感休克或激惹状态。

2．心理危机干预的入行门槛。

与其他心理咨询或者心理治疗不一样的是，心理危机干预能进入的机会比较多，这也是各公益机构吸引众多公益做危机干预的主要原因。但一般情况下，有心理学背景或者医学背景还是最受欢迎的。

具有本科以上学历，主修心理学或相关学科，具备心理咨询师的认证资格；能服从 24 小时轮班制；负责心理危机热线电话咨询。有一定的医学基础知识和一年以上相关工作经验者优先。

3．心理危机干预的薪酬待遇。

因为心理危机干预主要是以志愿者居多，所以在收入方面就无法有标准了，因为大部分志愿者不仅没有收入，还要用自己的时间做投入。所以，能做心理危机干预的志愿者，收入已不是衡量自己价值的标准了。但在医疗机构，收入还是有的，相当于普通心理医生的标准。

（五）催眠师

"慢慢地闭上眼睛，放松身体……让心灵自然平静。想象你已经到了花园里，双脚踩在草地上，双手触摸树干，树林中的虫鸣鸟叫……"现在，很多人已经用到了催眠。催眠师也是个带有神秘色彩的工作。催眠是心理治疗的一种，从业者必须具备扎实的心理学、社会学、教育学甚至临床医学的基础。催眠师通过催眠帮助来访者解决心理困扰，许多来访者视催眠师为最亲近的朋友。

1. 催眠师的工作职责。

采用特殊的的行为技术并结合言语暗示，使正常的人进入一种暂时的、类似睡眠的状态，催眠状态也可由药物诱发，分为自我催眠与他人催眠，自我催眠由自我暗示引起；他人催眠在催眠师的影响和暗示下引起，可以使病人唤起被压抑和遗忘的事情，说出病历、病情、内心冲突和紧张。催眠还可以作为一种治疗方法（既催眠疗法）减轻或消除病人的紧张、焦虑、冲突、失眠以及其他的身心疾病。

此外，催眠还能提高人们的情绪，激发人们进取向上，开发人的潜在能力，是一种经济易行、行之有效的方法。

2. 催眠师入行门槛。

在中国要正式做一个心理医生，国家劳动和社会保障部所颁发的心理咨询师执业资格是不可或缺的，当你要去各个行政部门登记备案，或者要去参加各式的学术活动，拥有这个资格是非常重要的。除此之外，一些必须的条件还是要满足的。

（1）具备教育学、心理学、医学相关专业本科以上学历，5年以上心理咨询相关工作经验。

（2）持有国家心理咨询师或心理医师资格证及国际催眠治疗师认证，熟悉心理咨询、诊断、引导、辅导、调剂等环节。

（3）工作踏实肯干，专业技术水平高。

（4）较强的洞察力和分析能力，熟练运用心理测试量表。

（5）高度的责任心和敬业精神，为人友善谦和、善于沟通。

（6）热爱心理咨询事业，对行业有较高的认同。

（7）30岁以上。

3. 催眠师的薪酬待遇。

一般情况下，催眠师的年薪能达到10万到50万元。

三、教育机构

在教育机构中，心理教师发挥的作用也越来越大。随着中小学生问题日益得到关注和重视，一些中小学都先后配备了专职或兼职的心理教师。但心理教师对学生的心理教育却不甚理想，心理教师在学校中处于尴尬境地。但是，值得我们关注的是，基于需求，学校中的心理教师的发展空间还是非常大的。

（一）中小学校心理教师

为了给中小学生的"身""心"双重健康保驾护航，很多地方已经联合医学院定向培养或培训中小学校医和心理教师。目前很多小学心理教师大部分是兼职进行心理教育，很多心理教师从来没有学过心理学知识，不少心理教师是语文、音乐、体育等学科的老师改行而来。

1．中小学心理教师工作职责。

随着全国范围内的小学开始重视小学生的心理教育，小学心理教师的工作职责也逐渐明确了。如《广东省中小学校心理健康教育工作规范（试行）》中就明确提出了要求：小学心理教师要对学生进行心理状况调查评估或心理测试，并建立心理档案、开展数据分析，两个月内制订教育、辅导和干预的实施方案；每学期负责组织 1 ～ 2 次全校性大型心理教育活动或专题讲座。除此之外，小学心理教师要不定期给小学生做心理辅导咨询工作。

2．中小学心理教师进入门槛。

到目前为止，中小学心理学教师还不成体系，但是，教育机构进入的门槛并不低。一般情况下，师范院校毕业直接进入的可能性比较大。除此之外，在社会上已经形成一定知名度的心理学人士也有进入的可能。还有，考研后也可以进入。无论是哪种方式的进入，硬性的指标是必不可少的。

（1）心理学教育大专以上学历。

（2）中小教资格及小二以上职称。

（3）丰富的心理教育辅导经验。

（4）有相关执业资格证者优先。

（5）心理学专业本科学历，有相关教学经验。

3．小学心理教师的薪资待遇。

与其他小学的老师一样，小学心理教师的待遇也是非常有保障的。一般地区的小学心理教师的月收入在 2400 ～ 2900 元之间，经济发达城市的小学教师收入在 3000 ～ 7000 元左右，心理教师的待遇则相当于班主任。

（二）大学心理教师

据一项调查显示，90% 以上的大学生都不同程度地存在着心理上的困惑，希望能接受心理素质教育。但目前大学心理辅导教师却严重不足，在某些大学甚至出现了大学生排长队进行心理咨询的现象。

大学阶段对青年人来讲，是一个非常特殊而敏感的阶段。大学生渴望得到社会的认同，总感觉自己是成人，然而所面临的压力却无法释放，因此内心中往往充满了各种各样的矛盾，极易演变成心理疾病。华东师范大学心理咨询中心主任叶斌介绍，大学生的心理疾病，可简单划分为发展型及临床型两种。前者主要集中在人际关系方面，如大学生在恋爱、学业、职业发展等方面出现的心理问题；后者指神经官能症、忧郁症、抑郁症等临床色彩较浓的心理疾病。该中心自1991年成立以来，接受的心理咨询70%以上为人际关系方面的问题。据了解，华东师范大学心理咨询中心在上海各大学中是较早成立的"老牌"心理咨询机构，知名度很高，学生普遍认可。尽管这样，该中心目前也仅有2名专职心理教师，其余10名均为该校心理系教师或硕士研究生兼职，相对于该校上万名学生而言简直是"杯水车薪"。统计数字表明，我国各高校平均不到1名心理素质教育专职教师，兼职教师2～3名，而在发达国家，心理素质专职教师和学生的配备比例是1∶500左右。目前我国高校还没有设置心理咨询这一心理学应用型专业。所以，在大学中，心理教师是奇缺的。

1. 大学心理教师工作职责。

为了提高大学心理教育的质量，最近很多高等院校都打出了面向社会招聘心理教师的启事，其标准基本类似能够担任《普通心理学》《管理心理学》《犯罪心理学》《婚恋心理学》《实验心理学》《健康心理学》《教育管理学》等心理学专业的教师，这足以说明了大学心理教师对应聘者的要求。

2. 大学心理教师进入门槛。

一般大学心理教师要求较高：28岁以上，具有相关专业背景，有一定教学经验，对学生认真负责，具备基本的科研水平，较强的上进心。具有心理咨询师二级证，或讲师以上职称者优先考虑。

3. 大学心理教师薪酬待遇。

大学的心理教师可以分为两类，一类是授课的，一类是负责行政的。在大学里心理咨询是免费的，所以咨询不收费，咨询室的教师算是行政人员。

不过，这要根据所在地区、所在学校的经济情况，好的地区学校会在普通教师工资之上，最差也会享受普通教师待遇。

四、服务及公益机构

与学校和医疗机构对心理咨询师需求相同的是，国内众多的服务机构机构中对心理咨询师的需求量也在大增。目前最常见的职位如下：

（一）社区心理咨询师

邻里纠纷中双方互不相让、孩子沉溺网瘾让家长痛苦不堪……这些都是日常生活中的头疼事。居民一旦遇到了矛盾和苦恼，总是习惯到社区寻求调解和帮助。如今，也有越来越多的居民喜欢来到社区"心灵小屋"，和心理咨询师聊一聊，一些社区甚至直接聘请心理咨询师参与日常的调解工作。

将心理咨询师引进到社区，是未来的发展趋势，这也预示着有更多的心理爱好者有了就业的出路，同时，也有更多的人能享受心理咨询的服务。

1. 社区心理咨询师职责。

（1）熟练掌握心理咨询、心理治疗相关方面的专业知识，掌握国内外本专业最新发展动态。

（2）应乐于助人、热情、真诚，对来访者力求做到尊重、关心和理解。

（3）应本着对来访者负责的精神进行工作，全面详细地了解对方的情况、理解对方的要求，指导来访者自己帮助自己，促进其成长、自强自立。

（4）坚持保密原则，对来访者的有关资料、档案应予以保密（危害自己生命及违法者除外）。

（5）努力保持与来访者之间的客观的咨询和治疗关系，一旦这种关系超越了这种客观界限，应立即中止咨询或治疗。

（6）应了解自己专业职能的局限性，在诊断、咨询、治疗及心理测量方面，对来访者提出的超出自己职能范围的要求不能予以满足。

（7）在心理咨询与心理治疗过程中，如发现来访者有危害其自身生命或危及社会安全的情况，有责任立即采取必要的措施，防止意外事件发生。

（8）除以上心理咨询的基本职责外，还要善于运用专业知识与技巧，处理邻里间的纠纷。

2. 社区心理咨询师入行门槛。

社区心理咨询师因为属于心理咨询专业标准，所以不存在难入行之说。能到社区服务的心理咨询师，大部分在心理服务机构有一定的积累和经验，所以，社区是心理专业人士容易进入的地方。

3. 社区心理咨询师薪酬待遇。

与社会上的心理咨询师或者医疗机构中的心理咨询师相比，社区中的心理咨询是师比较清贫的，收入好的会享受公务员的待遇，但不会很高。不过，凡是能到社区做心理咨询师的专业人士，大部分也是本着服务的情结，或者是兼职的形式，待遇也就变得不是很重要了。

（二）心理热线咨询师

值守心理咨询热线的心理咨询师们是一批具有较强咨询实力的心理咨询师队伍。如山东心理咨询师杨建英几乎每个周五晚上总会准时守候在联洋"彩虹热线"旁，为有心理障碍的青少年和困惑中的家长进行义务心理咨询服务。她说："我喜欢自我挑战，做心理咨询，是为了探索和丰富自己的人生，让更多的人分享快乐。"同社区心理咨询师一样，都是一群热心而敬业的人，只不过社区心理咨询师是在社区中为大家排忧解难，心理热线的心理咨询师们在电话旁奉献着自己的热情和专业。

1．心理热线咨询师岗位职责。

心理热线心理咨询师，由于不是面对面与咨询者沟通，所以还需要灵敏的反映能力与线上的沟通技巧。我们看一下某心理咨询中心对心理热线咨询师的要求。

（1）心理咨询：以广大青少年为主要服务对象，对青少年心理发展、心智成长、行为障碍、学习困难、上网成瘾、厌学、弃学、逃学、成长烦恼、青春期心理卫生、情绪情感、人际关系、婚恋家庭、亲子关系等心理问题，提供专业咨询。

（2）行为干预：山东心理咨询热线通过对上网成瘾、焦虑障碍、抑郁障碍、强迫障碍、恐惧、自闭倾向、心灵颓废、躯体化障碍、厌学、早恋、弃学、逃学、逆反父母、逆反人际交往等求助者提供系统、规范、高质量的行为治疗与心理矫正，使之回归成才轨道与和谐社会。

（3）心理健康指导：帮助升学压力、就业压力、工作压力、婚姻压力、家庭压力、子女教育压力者释放压力，优化心理健康环境、指导身心保健；对患有心理障碍，躯体疾病、不良生活行为求助者提供健康管理、保健教育和预防指导。

（4）远程咨询：针对那些患有心理疾病与障碍但受客观条件限制的求助者，提供心理咨询、专家预约、远程心理咨询、治疗与指导，通过定期、定时、定量远程辅导与治疗，以达到求助者恢复身心健康、心灵满意为目的。

2．心理热线咨询师的进入门槛。

心理热线心理咨询师，除了要掌握丰富的心理学知识和技巧，沟通能力和咨询技巧也是检验一个心理热线咨询师是否合格的标准。在一般心理热线咨询师的招聘中，我们常能看到以下要求：

（1）严格恪守职业道德，遵守心理咨询中心的各项规章制度。

（2）热爱心理咨询行业。

（3）有较好的亲和力及语言表达能力。

（4）具备心理咨询的基本专业知识。

（5）拥有国家咨询师职业资格证书或心理学专业背景者优先考虑。

3．心理热线咨询师的薪酬待遇。

心理咨询热线咨询师虽然都是专业心理咨询师轮流坐镇，但却是不赚钱的。因为咨询对象是市民，而市民拨打热线不会额外收费。当然，这里公益的性质占了大部分，极少数心理热线也是基于各心理咨询机构的需求而额外设立的。

第四节　心理咨询师自身也要有的职业规划

一个职业要做到延伸才能发展，心理咨询师的职业发展道路也是一样。上面介绍了不同方向的心理咨询师的职责和进入门槛，下面，笔者再把心理咨询这个职业的发展路线给读者们展示出来。

在心理咨询师的职业中，不同方向的职业成长也有着各自的特点，但我们相信，"一通百通"，只要我们把基础打扎实，方向之间的变化也不是不可扭转的。我们先看看以上四个方向的职业成长路线吧。

1．企业中心理咨询师的成长路线。

在企业中做心理相关职业的工作，可以说是最有前景和"钱"景的。在企业中做心理咨询，大部分会以 EAP 为主（员工心理帮助），在能胜任这项工作之前，任职者就应该已经有了一定的工作积累，或者无经验者也是对此工作有过接触，已经能熟知做好本职工作所应具备的主要因素。但是，要想做好，还有很长的路要走的。

大家应该知道，在我们国内，心理咨询师的成长路线应该是心理咨询师（三级，也就是以前的心理咨询员级别）—心理咨询师—高级心理咨询师这三个成长步骤。

心理咨询师三级是国家鉴定范围内的，也是做心理咨询需要首先要通过的门槛；通过后，要经过至少三年的积累才能逐渐做到心理咨询师二级；而能做到高级心理咨询师的，一定是在心理咨询师二级的岗位上积累了丰富的实战经验，有了非常多的案例积累和一定的学识后才能做到的。当然，工作经验至少十年以上，还要在业内有所建树，才能成为这个领域内的专家。

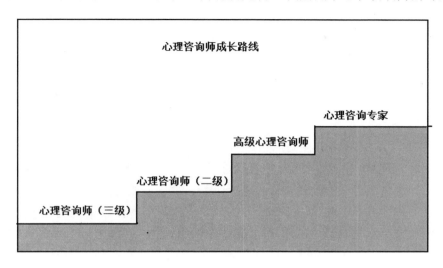

我们再来说说在企业中做 EAP 的专家们，就目前在企业中在职的专家们来说，他们大部分原来都是企业的中层以上管理者，至少都具备十年以上人力资源或者企业管理经验和丰富的实战经历，既熟悉企业管理，又熟悉企业运作，更熟悉企业发展的整个流程。而具备这些能力，一定是必须且也是能做好本职工作的前提。所以，它的成长路线一般情况下会是：职员—中层管理—高层管理—管理专家＋心理进修或者专业背景。职场人具备这些，是靠时间累积的，并不难达到。

EAP专家成长路线

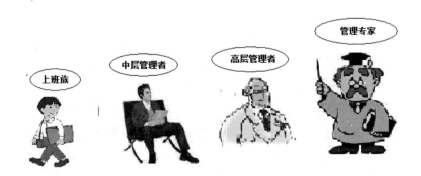

2．治疗机构中心理医生的成长路线。

在日常接触的咨询者中，时常有人问我："怎样选择一个好的心理治疗师呢？"毕竟，没有人愿意找一个缺乏经验、效率低下、技术拙劣的医生解决自己严重的情绪问题。

心理治疗师的工作处境和心灵历程，灵魂撞击时的波澜壮阔的场面：在沉默中等待，在谩骂中镇定，在困难中坚挺，承受限制和压抑的痛苦，职业的倦怠、不眠的煎熬。在心灵的治疗旅程中，犹如海洋容纳百川一样，心理治疗师包容心灵受伤者的怨恨、忧伤、愤怒甚至绝望的情绪。他们用倾听、宽容、理解和共情的能力，奉献自己诚挚、善良的心灵，诱导受伤者走出歧途，走出低谷。所以，一个心理治疗师，对自身能力的要求是非常高的。无论是心理治疗师，还是心理障碍治疗师等，都需要有比较丰富的临床经验，一定的积累，才能胜任这份工作，进而做到优秀。

成长路线：临床医生—临床心理治疗—执业心理治疗师

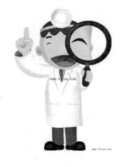 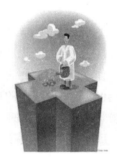

3．教育机构心理咨询师成长路线。

国内高校心理学系一般分三个小专业：基础心理学、发展与教育心理学和应用心理学。顾名思义，基础心理学研究的是心理学的基础知识。研究方向有认知心理学、实验心理学、生理心理学、认知神经科学等，其研究为心理学的应用打下良好的基础。基础心理学的研究生需要掌握一定的数学、生理学、计算机科学、语言学等方面的知识。发展与教育心理学又可细分为发展心理学和教育心理学。发展心理学研究人一生的发展过程，其中早年的发展，包括婴儿、儿童和青少年的发展是当今研究的重点。教育心理学研究的是教育过程中的心理现象和规律，是一门介于教育科学和心理科学之间的边缘学科。应用心理学包罗万象，囊括心理科学的应用方面，包括心理咨询、工业心理学、环境心理学、军事心理学等方向。从近年来报考研究生的热门程度看，依次是应用心理学、发展与教育心理学、基础心理学。

很多高校的基础心理学招不满，而应用心理学却挤破头。

这些高校也是心理学研究生毕业以后的主要去向。近年来高校对于学生的心理健康问题越来越重视，纷纷开设心理学的公共课，心理学硕士担任起高校心理公共课的教师。这无疑扩大了心理学研究生的就业面。对于心理学硕士来说最好的就业方向之一是进入心理学系和教育系成为一名心理学教师。但是，随着博士毕业生的增多和硕士研究生的不断扩招，从事这一职业将越来越困难。高校中的心理咨询中心也为心理学硕士提供了就业机会。不过，这一般需要在校期间具有心理咨询的实践，并且一般情况下是女生优先考虑。心理学研究生在竞聘辅导员一职上比其他专业的学生有竞争力，但一般情况下，入党是先决条件。

在教育机构中的心理教师或者心理咨询师，负担着除传统教学之外的与学生心理相关的导向性的工作。有一点可以肯定的是，在教育机构中从事与心理咨询相关的工作，首要的前提是要先成为教师队伍的一员。除此之外，依靠在外界的影响进入到校园中从事相关服务，也是有可能的。

在教育机构中，职业成长的路线是：行政类教师—心理咨询师—教育心理专家。

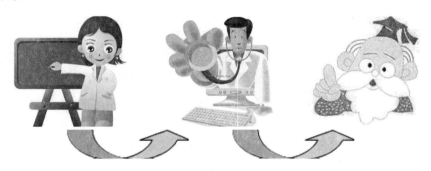

4．服务及公益机构心理咨询师成长路线。

随着生活节奏的加快，人们心理承受的压力在不断增大。这其中，有工作和生活的压力，也有人际关系紧张带来的影响，这些都可能给人们的心理带来沉重的压力和严重的影响。如果这种恶劣情绪得不到正面疏导和有效释放，往往会演变成心理危机，进而可能演变为社会危机。为此，全国范围内的卫生部门、社区、各种公益热线等都不同范围地开通了心理热线，吸引了更多热情的心理爱好者参与进来，值守心理热线，帮助那些心理有创伤的人缓解和解除心理的痛苦，度过心理难关。

由于这种机构大多数是公益组织，所以门槛不算高，能让很多心理爱好者实现自己的梦想。同时，这又是一个锻炼的机会，已经考取心理咨询师三级或者二级证书的人可以有机会接触到很多现实生活中的心理案例，为自己的将来能积攒更多的资本。

服务及公益机构心理咨询师成长的路线也有两条：

（1）心理学爱好者—心理咨询师—热线心理咨询师。

（2）心理咨询师—心理热线咨询师—某一专业的心理学专家。

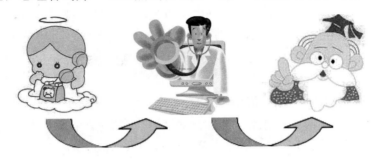

相关链接：心理咨询师成长的三重境界

心理咨询师是能帮助别人排忧解难，甚至能解除各种痛苦的职业。有人把心理咨询（治疗）师成长的历程归纳为三种境界。

第一种境界：探究型和控制型的咨询方式

处在第一种境界的心理咨询师，和他相处时，你会感觉他十分自信，性情比较张扬，很有锐气。他会非常乐意谈及他所获得的成就：职称，发表的文章或出版的书，以及经典的个案。在谈论中面有喜色，同时尖锐地发表对不同观点的批评，和对出现失误的同行的轻视。他的社会角色意识非常强，你能感到他确实以成为一个咨询师为荣，同时这个角色也捆绑了他，使他对自己的着装、在公众场合的表现，别人对他的看法或批评，都表现得特别在意。这个阶段的咨询师还有一个明显的外在行为特点，就是老是忍不住要去指出别人的心理和个性问题所在，涉及的范围包括亲人、朋友、或同行。他们的意见大多时候是有见地的，你能感觉到他确实点到了问题所在，但不知为何，就是让人心里不舒服。也许，你直觉地了解到，他说这些并不是为了帮你，只是为了证明他自己的能力和优越感而已。常常地，此类行为影响了他的人际关系。这种类型的咨询师，在咨询过程中采用的常常是探究型和控制型的咨询方式，乐于使用各种"立竿见影"的简捷方法，出现"野蛮分析"的时候比较多。

心理咨询师在这一行里通过自身不断地学习，个人境界也常常在不断提高。这正是心理学的魅力所在——每一个全情投入于这一领域的人，最终自身也会获益良多。

第二种境界：咨询的质量胜过咨询的速度

到了第二种境界，心理咨询师拥有了更多的心理能量，自身的情结也解决了不少，他们成为了比一般人更健康的人，或者叫自我实现型人。他们肚子里面装了更多的知识和智慧，变得沉静下来。当你靠近他时，你可以感觉到他内在很自信，但这种自信已经不再给他人以压力。他不会主动谈及自己的成就，表现出低调和稳健。他神情内敛，对人和气，接近他就像靠近春天的太阳般的温暖和舒适。他明白自己的职业角色和本人真实自我的界限，也了解自身的局限。他从来没有想要把自己描述成一个没有缺点的完人。他可以坦然地谈及自己的不足之处。明白自身的弱点，已不能让他感觉到是一种威胁。

他断不会陡然指出别人的所谓心理问题，尽管他能清楚地感觉到周围每个人的个性特点。在某个适当的时候，也许，他会通过某些委婉的方式让你明白你可能还存在着需要解决的心理情结。然而他的方式是如此隐晦和温和，以至于你不可能受到任何伤害，更不会让你在很多人面前难堪。你会感激地发现，他所说所做，基本上不是为了证明他自己，而是出于对他人真诚的关怀和爱。这样的心理咨询师，常常会得到很多人的爱戴和崇拜，即使是同行，也要禁不住对他表示尊敬和欣赏。他们的人际关系就要比处于第一种境界的人好多了。在咨询中，他无论采用哪种流派的方法，人本主义的精神都会贯穿始终。他的咨询过程表现出踏实和沉稳，追求咨询的质量胜过追求咨询的速度。

到了这一步，应该说已经达到了常人所无法企及的高度。然而我惊诧地发现，居然还有第三种境界。老子说"道可道，非常道"，叫我怎么来形容这样的咨询师呢？只能用我有限的文字来尝试描绘这无限的体会吧……就象小小的山丘，也羡慕着高山的风采啊！

第三种境界：存在就是一种治疗

第三种心理咨询师，他已经没有了角色的概念，整个人都和谐统一了，因而他并不会特意地装扮自己。当他出现在你面前时，你也许会觉得这是个特别朴实平凡的人。这时候的他，经过修炼和顿悟，已无所谓自信不自信，自卑不自卑，当你靠近他时，不能感觉到任何外显之气，只能感觉他的内心，就象大海般的深湛和平静。无论是直接的或委婉的，你都不会听到他对别人所下的结论或评判，他也断不会指出任何人的任何问题。哪怕他只是心神合一，静默少言地待在那里，你也能感觉到从他身上发散的那种对全人类的悲悯之情。这博大的，完全没有偏见的，淡淡的无形之爱无声地影响着周围的人，令罪人在他面前也不觉羞惭。就象孩子绝不会因为在慈爱的父母面前露出生殖器而羞愧一样，你也绝不会因为在他面前自然地表现出弱点而羞愧。尽管他从来没有对你说过关于你的弱点和问题，但他是如此这般的深湛和平静，当你靠近他时，自然就会照出自己的影子，清清楚楚地知道，自己还有哪些丑陋。

到了这样的高度，他的存在就是一种治疗！一切的流派一切的技术都隐退了，只有这化育万物的精神存在……

第五节　更能发挥心理学优势的四个行业

心理学专业的就业前景正变得越来越好，因为社会需求在不断增多。如今，心理咨询已经不仅仅在自己专业的圈子内发光发热，而是懂心理咨询已经成为职场人的另一优势技能了。这时候，我们可以发挥出心理咨询的"边界效应"来给自己的职场增加竞争力或者辐射面。下面，我们来看看除了心理咨询师，大家懂心理咨询后还可以选择和发展的范围。

一、房地产等营销领域

你知道吗？在房地产行业中，招聘者的目光已经开始瞄准懂心理学的人才。因为随着时代的变化，房地产已告别短缺时代，迈入买方市场，在现代化的房地产营销理念中，已将房地产营销思想贯穿到了房地产的设计、生产、销售、售后服务等各个环节，或者说房地产再生产过程的各个环节都是围绕着房地产营销来展开。从交易行为来看，购买者（或消费者）是交易中不可缺少的一方，开发商要实现交换价值，就必须为消费者提供适应其需要的使用价值，因此，房地产营销只有围绕消费者展开，才能使营销发挥作用，取得效益，而在消费者信息中最为重要的就是消费者心理方面的信息。

因为根据现有的理论研究，消费者的消费行为受以下几方面心理因素的影响。

（1）习俗消费心理。由于消费者来自于不同的地域，具有不同的宗教信仰、文化背景、历史渊源、传统和观念等，形成消费者惯有的消费心理和消费习惯。

（2）从众消费心理。由于社会消费风气、时代潮流、社会群体等社会因素的影响，在消费者中通常会产生迎合某种流行风尚或社会群体的从众心理需要。

（3）寻求便利的消费心理。消费者在购买房地产时往往把小孩入托、上学的方便性、交通通达度、购物的便捷性等重要的因素加以考虑。

（4）选价消费心理。产品的价格是直接影响消费者购买行为决策的重要因素，消费者在购买行为决策时，其心理需要总是希望付出最少的资金，取得最大的效益。同时，有些消费者对特别的价格有特别的心理，这种心理也影响购买者的行为，如对"4"、"7"、"13"等为尾数的数字忌讳，对"8"、"9"为尾数的数字偏好等。

（5）趋美消费心理。在现实生活中，虽然消费者各自的审美观念不同，在对美的标准的评判上存在差异，但追求适应自身审美观念的消费品是普遍存在的心理需要。

（6）追从新奇的消费心理。有些消费者对所提供的新的、先进的或者说是与众不同的服务或产品感到新奇，总希望自己能亲自尝试，这就是追从新奇的消费心理。

（7）惠顾消费心理。有些消费者由于经常购买某种产品或品牌，而对该产品或品牌产生浓厚的感情，而形成对生产商新产品的"无顾忌"接受。

（8）追求优越的消费心理。有些消费者由于怀有希望别人对自己的支付能力以及审美观念、挑选等能力的赞赏和尊重，在交易过程中，往往会产生不甘落后、争强好胜、展现华贵、显示能力的优越心理需要。

（9）求名消费心理。由于对名牌产品或名牌公司的信任与追求，而乐意接受该公司产品或服务的心理需要。除此之外，还有许多心理因素影响和制约着消费者购买决定。在实际生活中，影响消费者购买决定的心理往往并不是来自于某一方面，而是受到多种心理因素共同作用和影响。

从现代消费心理研究来看，消费者的消费心理越来越呈现出多样性、个性化、人本主义的特点。如何将差异性越来越小的房地产产品与有着多种心理需要的潜在消费者联系起来，是房地产营销人员必须面对和解决的新课题。所以，有了心理咨询相关的知识，在你的工作中就变成了一种别人无法替代的优势。

同样，烟草行业、快速消费品行业，以及零售行业等，对懂心理的人才都是非常欢迎的。

二、人力资源领域青睐心理学人才

目前，社会上把心理学科目应用到人力资源开发与管理之中的专业课程和会议纷纷登场。多家科学研究中心和高校也都推出以心理为基础的人力资源管理的培训。这似乎传递了一个信息：有心理学基础的人力资源开发与管理的人才受到青睐。

1. 心理学能成为 HR 的工作"力器"。

心理技巧的管理者会调动员工的积极性，为企业创下更好的业绩。北京大学光华学院人力资源副教授孔繁敏认为，在制定与实施企业战略的过程中，人力资源管理是一种核心管理活动，而任何管理措施又都要建立在员工心理认同基础上。华中科技大学某人力资源教授说，随着管理学研究的发展和理论的出现，管理工作的开展也越来越倾向于从心理的角度出发。为了激发员工的积极性和创造性，提高工作效率和生产率，重视员工的心理就显得尤为重要。某人寿保险公司分公司的人力资源部经理夏女士说，企业如果清楚地了解每个员工的需求与发展愿望，并尽量予以满足，那么员工也就会为企业的发展做出全力奉献。清华同方的相关负责人说，一个员工在企业中的心理状态决定了员工的工作行为模式，所以员工的行为模式直接决定了企业人力资源的管理与使用效率、工作满意度与生产率。

2. 招聘竞争中懂心理者优先。

某报社的记者在采访了几家大型企业和集团后得出这样的结论：如果两种人参加应聘，一种是单纯的人力资源管理者而另一种是有心理学背景的人员，招聘单位最终会对有心理学背景的人员更感兴趣。对于这种现象，我国著名心理学家、人力资源管理专家、中国科学院心理研究所研究员时勘教授认为，这显示出国内的人力资源管理理念在不断的进步。由于市场竞争的不断加剧，如果企业想选取或留住优秀人才，不了解员工的心理是很难办到的。所以在人力资源培训当中也越来越注重心理学原理、方法的介绍，可以看出人力资源的开发和运作有着可喜的变化。亚洲战略投资公司人力资源部总监张红女士说："员工在工作的过程当中遇到困难是避免不了的，如果这些困难没有得到解决就会直接影响工作的进程，人力资源管理就要起到一个相当重要的作用，而有心理学基础的人从事此类工作会更得心应手，所以我们特别想招聘到有这两种专业技能的人才进公司。"

但事实是，同时具备这两种专业技能的人才寥寥无几。创维集团品牌委副总经理程志强无可奈何于这种局面，而松下电器有限公司的人事总务中心部长陈恺认为，掌握心理学或是了解心理学的管理者会很容易组织凝聚力和团队氛围，只有及时和较好地满足员工的合理需求，才能充分调动员工的工作热情，所以公司的确很需要这方面的人才。据了解，松下公司就曾好不容易招到一位辅修过心理学的人事管理专业的管理人员，使用效果是员工培训工作得心应手，领导有好评，员工也拥护。

三、市场调查行业心理人才一直短缺

由于心理学专业毕业生所学课程的特殊性，让他们能很好地从心理学角度分析问题、建立管理体系，所以，心理专业的本科生到市场调查公司就业的也很多。

在市场调查公司中，敏锐的数据观察和分析能力，利用数据分析解决商业、市场营销、风险问题的能力，以及统计、数学、社会学和经济学类专业等是一个分析总监要具备的基本技能；而具备一定的市场营销、客户关系管理相关知识和心理学，是现在各家调查公司所要求的。

越来越多的调查公司要求市场调研人员、项目经理、项目总监等都要懂心理学，甚至有相当多的公司会送自己的核心人员花时间专攻心理学。一家市场调查公司的老板告诉笔者："作为一个研究总监，不懂客户的心理或者行业的心理，是不可能把自己手里的项目做深入研究的。另外，因为调研行业的特性，不懂心理学，在工作压力大，强度高的调研行业，又怎么能使自己的团队一直处于积极的状态去工作？"

四、咨询顾问领域

在美国，美国的心理学协会分成了五十几种不同的部门，如发展心理学、练习和运动心理学、健康心理学、和平心理学和学校心理学等。临床心理学家占了心理学领域的极大部分。他们花大量的时间与病人交谈，做诊断性测试，提供私人的、家庭的以及团体的治疗。另外较多的群体包括研究人类行为多于人类寿命的发育心理学家们，帮助人们适应生活的变化以改变生活的方式的心理咨询顾问，以及为了评定包括动机、学习和记忆力、感情和理解力等方面而对人类和动物进行研究的试验心理学家。

由于对心理学和心理咨询的需要与对人的心理和行为的浓厚兴趣，尤其引起了许多心理学家和咨询顾问在他们各自领域的研究兴趣。应聘者同样也把这些作为选择他们事业的理由，或至少是在相关的领域工作，并有可能获得高薪，尤其是成为私人的咨询顾问。

咨询顾问同样也涉及许多专业，包括学校咨询、老人医学、婚姻与家庭咨询、滥用财产咨询、康复咨询、事业咨询以及多元文化咨询。通常，咨询顾问帮助客户们做出决定，适应变化，以及解决在日常生活中日益突出的如个人的、社会的、教育的、职业的问题。

学校顾问们主要把精力集中在帮助中小学生们处理学业和个人问题，而康复顾问则主要帮助那些身体方面有问题的客户变得能自立。他们同样也涉足于发展与实现一个复原问题以及安排职业培训和就业。事业顾问帮助人们找到一份合适的工作。他们同样也帮助人们提高寻找工作的技巧。

所以，心理学家和咨询顾问的工作领域非常的广阔，他们几乎为所有人服务。在未来的十年中这两项工作比别的工作发展得要快。目前，近70%的带薪心理学家受雇于保健机构和教育场所，而大约15%的人则为政府部门工作，其余的则进入了公司和非盈利组织。40%以上的心理学家是自己开业的。更能发挥心理学优势的行业及领域见下表。

更能发挥心理学优势的行业及领域

行业／领域	心理学的用处	就业热点地区
快销行业	从现代消费心理研究来看，消费者的消费心理越来越呈现出多样性、个性化、人本主义的特点。有了心理咨询相关的知识，在你的工作中就变成了一种别人无法替代的优势。 同样，在烟草行业、快速消费品行业，以及零售行业等，对懂心理的人才都是非常欢迎的。	北京、上海、广州、深圳等一、二线城市和地区
人力资源领域	掌握心理学或是了解心理学的管理者会很容易组织凝聚力和团队氛围，有及时和较好地满足员工的合理需求，才能充分调动员工的工作热情，所以公司的确很需要这方面的人才。但事实是，同时具备这两种专业技能的人才寥寥无几。	不限地区，尤其互联网环境下的企业
市场调查行业	在市场调查公司中做研究工作，要具备敏锐的数据观察和分析能力，具备利用数据分析解决商业、市场营销、风险问题的能力才能把工作做好；越来越多的调查公司要求市场调研人员、项目经理、项目总监等都要懂心理学，甚至有相当多的公司会送自己的核心人员花时间专攻心理学。	北京、上海、广州、深圳、成都、南京、石家庄、太原等一、二线、三线城市和地区
咨询顾问领域	心理学家和咨询顾问的工作领域非常的广阔，他们几乎为所有人服务。在未来的十年中这两项工作比别的工作要发展的快。	不限地区，大城市为首选

除了以上正常的就业渠道，还有一些更有特色的就业渠道值得大家关注。

六、专业的自我探索技术的培训和推广

了解自己，对很多人来说都是一件非常难的事情。而专业的自我探索技术的培训和推广，可以为众多希望真正了解自己的职业人提供专业的思路、

方法的指导。帮助他们更清楚自己喜欢什么、适合做什么、能够做什么以及最看重什么。

　　了解一个人，对其外在的行为、知识和技能，很容易就能看到和感觉到，但对一个人内在的价值观、态度、性格、品质、内驱力、社会动机等的了解，一般人是无法真正弄清楚的。要想真正帮助职业人对内在的这些方面进行全面的了解，就需要心理专业背景的专业人员通过专业的自我探索技术帮助职业人实现对自己的真正了解。

七、社区心理辅导、职业指导服务

　　为了建设和谐社会，我国对城市社区的建设力度越来越大，建立完善的社区服务体系就成为构建和谐社区的关键。而为社区居民提供不同层次需求的心理辅导、家庭教育指导、职业指导等方面的服务就显得非常的重要。所以，随着我国社会主义小康社会的不断建立和发展，为社区居民提供专业的咨询服务就需要大量的懂心理应用专业和懂教育的专业人员。

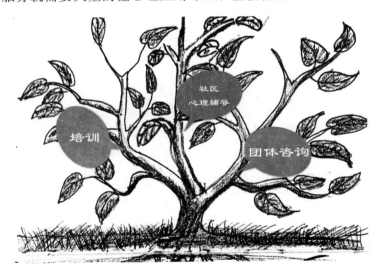

更适合个人灵活创业的渠道

八、团体咨询专业人员

　　如何建立一支稳定的颇具凝聚力和团队精神的企业员工队伍？如何实现大学生一对多的职业规划和就业指导？这两个问题可以说是企业员工和大

学生就业两大领域的两个难题。而解决这两个难题的一种有效方法，就是借助团体咨询的方式、方法，建立多个员工或大学生小团队，通过团队中全体成员的分享和心理场动力的推动，对员工、大学生进行心理、职业、就业等多方面的有效指导。

由于企业员工和大学生都同属于数量巨大的群体，对通过团体咨询来解决自身问题的需求也是非常强烈的，所以，从事专业的团体咨询指导，来解决职业人和大学生心理、职业发展等问题，应该说职业前景也是很好的。

除了以上心理学运用比较明显的领域，懂心理学其实会在各个领域、不同行业中发挥作用，至于运用程度如何，就要看你自己的实力了。

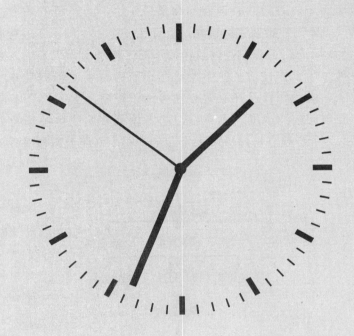

第五章

心理咨询工作过程揭密

　　人们对心理咨询师的咨询工作往往都是充满了好奇，从咨询者走进心理咨询室之前到一段时间的心理咨询结束后，这中间经历了一个怎么样的神秘过程呢？如果你开始做咨询工作，会经历一个怎样的工作过程呢？

　　第四章我们介绍了心理咨询工作的不同工作场所，以及进入心理咨询领域后的各种不同工作性质。但无论是在企业内做心理咨询服务，还是到了医院、社区，或者你自己开业做心理咨询工作室，大家都会不可避免地接触到个体心理问题的求助。本章中，笔者就最普遍能接触到的个体咨询，给大家展示一个心理咨询师日常工作的全过程，方便大家参考。

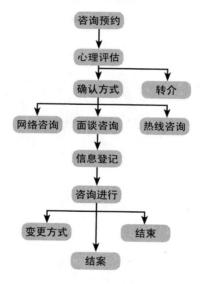

一般心理咨询过程

第一节　你会遇到三类咨询对象

　　一个心理咨询师的任务，从总体来说，是帮助正常人群在正常生活中化解各类心理问题，克服各类心理障碍，矫治不良行为，捋顺人格结构，纠正不合理的认知模式和非逻辑思维，学会调整人际关系，深化自我认知，端正处事态度，构建健康的生活方式，强化适应能力，等等。当心理咨询完成上述任务后，都会达到一个目的：提高人的心理素质。使人健康、愉快、有意义地生活下去。那么，真正做起咨询来，你对自己的咨询对象是哪些人群要非常的清楚。

心理咨询的主要对象可分为以下三大类。

（1）精神正常，但遇到了与心理有关的现实问题并请求帮助的现实人群。

（2）精神正常，但心理健康出现问题并请求帮助的人群。

（3）特殊对象，即临床治愈的精神病患者。

第一类，精神正常人群，在现实生活中会面对许多问题，诸如婚姻、家庭、择业、求学、社会适应等，他们期待做出理想的选择，顺利地度过人生的各个阶段，求得自身能力的最大发挥，寻求生活的良好质量。心理咨询师可以从心理学的角度，提供中肯的发展咨询，给出相应的帮助。

第二类，长期处在困扰、内心冲突之中，或者遭遇到比较严重的心理创伤而失去心理平衡，心理健康遭到不同程度的破坏，尽管他们的精神仍然是正常的，但心理健康水平却下降很多，甚至出现了严重程度不同的心理问题，这时候，心理咨询师可以为其提供心理健康咨询的帮助。

第三类，特殊对象，一般情况下，心理咨询的对象不包含精神不正常的人群，但是，经过了精神病院治疗的精神病人心理活动已经基本恢复了正常，已经脱离精神病人的特定范畴，这时候，心理咨询师的心理咨询可以帮助他们康复社会功能，防止疾病的复发。但是，在对于临床治愈后的精神病人进行心理咨询和治疗时，必须严格限制在一定条件内，有时还要与精神科医生一起协同工作

第二节　接待来访者，你要做好这些准备

心理咨询因为会涉及到个人隐私，所以，不适合在非常繁华或者热闹的场所开设咨询工作室，也不适合与别人一起办公，而是要选择一个相对私密的环境。心理咨询行业有句话叫做："如果开业做心理咨询，羞于见光的环境是首选"，这也进一步说明了专业的工作室会成为求助者的"心理港湾"，从而会需要一个隐私、保密的环境的原因。

1. 一个隐秘、温馨的环境。

咨询室的环境布置要十分关注来访者的心理感受，在空间布局、摆设、

物品外形、用料、颜色搭配上都着力营造一种和谐的氛围。既要合理、实用，又要美观、舒适。

（1）咨询室不宜过大，不应布置分散来访者注意力的物件。

（2）咨询室的色调应以温暖、安静的色调为主，避免强烈刺激的色彩，如窗帘等饰物可选用浅蓝色、浅绿色等色调，可以起到镇静情绪、缓解压力的作用。

（3）采光和通风条件要好，冬要温暖，夏要凉爽，给人以明朗、愉快的感觉。也可适当地用鲜花、图画装饰。装饰画要表现自然、清新、积极向上的主题，花草可用来调节气氛。

（4）咨询室的座椅应该柔软舒适，给来访者以休息、安定的感觉。

（5）来访者和咨询者的座椅之间要有一定的角度（避免面对面使来访者产生冷漠、紧张等防御心理），中间可用小茶几隔开，把靠门的座位留给来访者，减少压抑感。简易配置可以用双人沙发或两个单人沙发，一个茶几或者一张小桌子和两把椅子。

第六，茶几或桌上放置抽取式的面纸供来访者使用。

总之，心理咨询室房内的装修应尽可能简洁，要让来访者感到被重视、被接纳，并且安全、轻松、舒适、亲切，有助于良好咨访关系的建立。

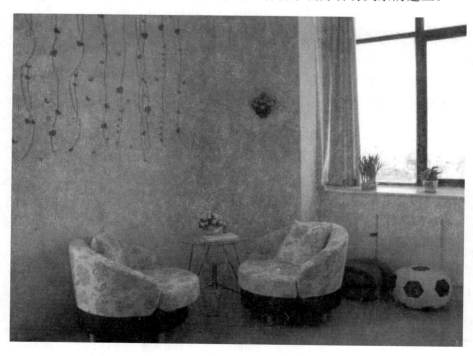

2．自己的"变色龙"着装。

接待来访者前，咨询师自己的着装也是需要注意的。一般情况下，人们对穿着整齐干净的人会有好感，心理咨询师作为引导人进行心理解析的角色，选择合适的衣服很重要。心理咨询师着装应稳重、大方、得体，能产生让人信赖的感觉。

心理咨询师的着装应根据提前预约的求助对象稍有变化。

欲接待的求助者是年轻人，就不能穿得西装革履，而是要穿着适当轻松的服装，这样有利于即将开始的会谈在轻松的氛围内进行。

如果接待的人是商务人士，咨询师自己最好也着装偏正式和有品位，这样能拉近彼此的距离。

如果咨询对象是家庭中的老人，可着装适当传统稳定一些，这样不会让咨询者心中产生距离。

总之，要根据咨询对象的不同，适当调整好自己的着装。但无论如何着装，衣服的颜色都不要过于夸张，除非你已经知道自己的咨询者是抑郁症状的时候，你的服装可以适当亮一些。但你的精神状态都要平稳、安静，让人产生值得信赖的感觉。

3．来访者接待表（来访者登记表样本）。

对来访者应进行认真登记，以便于开展咨询工作。登记表样本如下。

心理咨询来访者登记表

——初诊接待

*以下个人资料我们将严格为您保密！

年　月　日

编号　　　　　　　　　　　　　　　　　　　　接待教师：

姓　　名		性　别	A.男　　B.女	出生日期	
民　　族		年　龄		年级/状态	
籍　　贯		兴　趣		宗教信仰	
自　愿　来　此		A.是 B.否 —— 怎么来：			
既　往　病　史					

<table>
<tr><td rowspan="5">家 庭
情 况
1</td><td rowspan="2">住 址</td><td colspan="2">家 庭:

     省   市/县</td><td rowspan="2">紧急联系:</td></tr>
<tr><td colspan="2">寄 住:

     省   市/县</td></tr>
<tr><td>是 否
独 生</td><td colspan="3">A. 是，求助者是独生

B. 否，求助者不是独生 【请填"排行"】</td></tr>
<tr><td>排 行</td><td colspan="3"></td></tr>
<tr><td>父母婚姻状况</td><td colspan="3">A. 良好   B. 一般   C. 离婚   D. 再婚</td></tr>
</table>

	家庭和谐程度	非常 很　　有些 居于 有些　　很 非常 痛苦 痛苦 痛苦 痛苦 中间 幸福 幸福 幸福　幸福 1　2　3　4　5　6　7　8　9

<table>
<tr><td rowspan="11">家 庭
情 况
2</td><td>称 谓</td><td>姓 名</td><td>年 龄</td><td>学 历</td><td>职 业</td><td>爱 好</td><td>个 性
特 点</td><td>联 系 方 式
（手机、QQ、Email等）</td></tr>
<tr><td>父 亲</td><td></td><td></td><td></td><td></td><td></td><td></td><td></td></tr>
<tr><td>对其喜爱程度</td><td colspan="7">喜爱　　较喜爱　　无所谓　　不太喜爱　　不喜爱
1　2　3　4　5　6　7　8　9</td></tr>
<tr><td>母 亲</td><td></td><td></td><td></td><td></td><td></td><td></td><td></td></tr>
<tr><td>对其喜爱程度</td><td colspan="7">喜爱　　较喜爱　　无所谓　　不太喜爱　　不喜爱
1　2　3　4　5　6　7　8　9</td></tr>
<tr><td></td><td></td><td></td><td></td><td></td><td></td><td></td><td></td></tr>
<tr><td>对其喜爱程度</td><td colspan="7">喜爱　　较喜爱　　无所谓　　不太喜爱　　不喜爱
1　2　3　4　5　6　7　8　9</td></tr>
<tr><td></td><td></td><td></td><td></td><td></td><td></td><td></td><td></td></tr>
<tr><td>对其喜爱程度</td><td colspan="7">喜爱　　较喜爱　　无所谓　　不太喜爱　　不喜爱
1　2　3　4　5　6　7　8　9</td></tr>
<tr><td></td><td></td><td></td><td></td><td></td><td></td><td></td><td></td></tr>
<tr><td>对其喜爱程度</td><td colspan="7">喜爱　　较喜爱　　无所谓　　不太喜爱　　不喜爱
1　2　3　4　5　6　7　8　9</td></tr>
</table>

咨　询 经　历	①无 ②有（时间：　　　　　　　地点： 　　咨询师姓名：　　　　　　　　　　　　　　　　　　）	
		个人描述：

咨 询 问 题	**来 访 原 因** —— 困惑或难以摆脱的问 题 ✧ 当前问题或症 状的程度 ✧ 发生时间及起 因	**家长/陪同者描述：**
	问 题 归 类	□ 学习困难　□ 人际关系　□ 适应　□ 人格 □ 自我认知　□ 恋爱问题　□ 强迫　□ 抑郁 □ 情绪困扰　□ 睡眠　　　□ 焦虑 □ 个人发展　□ 其他 _____

以下为选填（帮助你更有效进行的咨询）		
家 庭 影 响	家庭关系的哪 些方面和成长 经历影响到了 现在困惑的你（ 以前、现在） ✧ 与亲人关系 ✧ 亲人陪伴时间 ✧ 亲人期望 ✧ 亲人沟通/互 动 ✧ 对亲人的印象	**个人描述：** **家长/陪同者描述：**

其他环境影响	除了家庭关系的哪些方面和成长经历影响到了现在困惑的你（驻地、学校、同伴：以前、现在） ◇ 与他人关系 ◇ 他人陪伴时间 ◇ 他人期待 ◇ 他人沟通/互动 ◇ 对朋友的印象 ◇ 周围住地	**个人描述：** **家长/陪同者描述：**
近期影响	近三个月是否发生了对你有重大意义的事件 ◇ 积极 ◇ 消极	**个人描述：** **家长/陪同者描述：**
咨询目的	你期待从咨询中得到什么样的帮助	**个人描述：** **家长/陪同者描述：**

咨询历史	以前有没有做过咨询，得到什么结果	**个人描述：** **家长/陪同者描述：**

心理测试	以前有没有做过心理测试，得到什么结果	个人描述： 家长/陪同者描述：
咨询师对咨询过程的要点记录		
本次咨询作业与下次咨询的计划		
预约下次咨询时间		

第三节　咨询中的注意事项和会谈法

心理咨询的具体过程要说清楚并不是太容易，不同的流派（目前全世界发展出的心理治疗流派有 500 多种，不过经受了岁月洗礼，有深厚理论基础和实践检验的流派目前主要还是精神分析、家庭治疗、认知行为、人本主义等四大流派）有不同语境，虽然各自说明的内涵是差不多的。下面我们以个体咨询来做具体介绍。

一、咨询的基本过程

1. 做好第一次接触。

见面阶段：是心理咨询师与求助者进行的第一接触，在这时候，作为心理咨询师，应该展示给前来的求助者什么样的仪态？首先要服装整洁、坐姿端正、表情平和。其次要使用礼貌的语言作为接待方式，如："请进！"

"请坐！""非常欢迎您来咨询，谢谢您的信任"等礼貌的语言。

谈话阶段：首先要间接询问求助者希望得到哪些方面的帮助，如"我在哪方面能向您提供帮助？"，不能直接逼问。

正式谈话开始之前，心理咨询师要向求助者说明保密原则，让求职者认为自己接下来向心理咨询师说的一切都能得到保密，这样求助者才能把自己想要咨询的事情向心理咨询师毫无保留地倾诉，这样也有利于心理咨询师帮助求职者解决问题。

2. 明确权利义务，签订协议书。

接下来，咨询师要向求职者说明求助者的权力和义务，如求助者可以确认咨询师的身份，知道此次咨询的收费标准等。然后，双方可以商量一种能进行的咨询方式。

特别提醒，咨询师不要忘记了与咨询者签订咨询协议书。签订治疗协议的目的在于增强患者的自我约束，以保证治疗的顺利进行。

《心理咨询协议书》参考样本：

甲方（心理咨询师）＿＿＿＿　　乙方（来访者）＿＿＿＿（监护人）＿＿＿＿＿

【特别说明】如果乙方为未成年人，则其法定监护人必须与来访者同时作为乙方，并在本协议书上签字。

一、为保障咨询效果，需明确咨访双方的责任、权利和义务，经平等协商，按照诚实守信的原则，自愿签订本协议。

二、良好的心理咨询效果是建立在双方相互高度尊重与信任的基础上。

三、建立良好的心理咨询关系，有序展开心理咨询过程，明确心理咨询师和来访者双方的义务、责任与权益，是保障良好的心理咨询效果的先决条件。

四、心理咨询的效果最大程度取决于来访者战胜痛苦的决心和行动力，来访者自我努力的彻底性是心理咨询效果的保障。心理咨询师所起的作用就是：在来访者自助的基础上帮助来访者明确自己的问题，明确自己的行动方向，激励或引导来访者前进。要走出心理的沼泽，逃脱心灵的自我捆绑，只有自己迈出前进的步伐，才能打碎自我捆绑的锁链。

五、心理咨询不会只采用单一面对面的言语沟通咨询模式，有时会采用游戏、情景剧、放松训练、多人团体交流等，凡是有心理咨询师参与的时间均计入收费咨询时间。

六、心理咨询多数情况下还会涉及与来访者家人或其他人的沟通。心理咨询师与其他相关人员的沟通时长均计入收费咨询时间。亲友电话或网络与咨询师的沟通与面对面咨询计时收费相同。

七、大多数情况下，人都愿意把问题归结到外界环境或他人，而不太愿意在自己身上找问题，不愿承认是自己的认知反应模式不合理原因导致出现心理问题，不想改变自己。要改变以往的行为反应模式是让人不习惯的，感觉不舒服甚至是痛苦的。要充分作好接受不习惯或者痛苦的心理分析、行为改变的准备。

八、来访者或家人通过自己的考察和判断，决定和本心理咨询师建立正式的咨询关系．为保证咨询效果，多数时间需要与心理咨询师无条件配合。

九、每次咨询都需要做好心理咨询前的准备工作，咨询后及时交流咨询感受，以便调整咨询方案与进程。

十、认真配合咨询师填写心理咨询记录。

十一、甲方应对乙方的信息保密，保密程度由乙方选择，保密例外除外（保密例外是来访者有危害自身或他人的情况，咨询师必须采取必要的措施，通知有关部门或家属，防止意外事件发生。相关保密例外的信息泄露会限制在必要的范围内）。如甲方违背此条，乙方可追究甲方的法律责任。

十二、咨询方案以双方议定为准。任何一方在具体修改方案时，均应得到另一方的同意。咨询方案（或修改后方案）确定后，咨访双方应按约定履行各自的配合协作义务，以保证咨询效果。

十三、心理咨询时间不得少于3个月。心理咨询师会安排每个月3次的咨询时间，其中2次为电话访谈，时间为1～2小时；1次为面谈，时间为2～3小时。

十四、在做完一次咨询后，需要将本次咨询费以现金、刷卡或转汇方式打入甲方指定的银行帐号内。

十五、甲方提前一天预约，咨询师安排时间答复。咨询师和来访者均应保证咨询于约定时间正常进行。如有改动，应提前12小时通知对方，如违约，按约定承担相应责任。

十六、集中咨询，来访者和心理咨询师按约定时间提前5～10分钟到场，做好准备工作，调整好状态，以保证进入良好咨询状态，保证咨询效果。

来访者若迟到，仍按约定时间记时。迟到 20 分钟以上，本次咨询取消，扣取半个咨询时的费用；若咨询师迟到 20 分钟以内，免费赠送半个咨询时的咨询；迟到超过 20 分钟时，来访者有权取消本次咨询，或索要一个咨询时的免费咨询。

十七、除集中咨询的时间外，每次咨询仍需提前预约，一般以一个咨询时为准。来访者如果迟到，仍按约定时间记时。迟到 20 分钟，本次咨询取消，加收 1 个咨询时的费用；咨询师如果迟到 20 分钟以内，则返还 1 个咨询时的费用；迟到超过 20 分钟，返还一个咨询时的费用。

十八、系统咨询的来访者，如需退费，按实际咨询时加一个咨询时的费用扣取咨询费，余额退还。

十九、收费标准与预约

1. ×× 元 / 小时；每次 60 分钟，每次 ××× 元。

2. 预约请提前一天。

二十、在咨询过程中，来访者和心理咨询师任何一方发现咨询关系变化或者不匹配时都有权提出转介或终止咨询关系。

二十一、对于未成年人的来访，甲方只负责咨询时段内的安全，咨询时段结束后，监护人要按时把来访者带走，未成年人心理咨询的来访与离开均要在监护人管理之下，甲方不承担任何责任。

二十二、以上内容如有变动，甲、乙双方须重新签订《协议书》，原《协议书》自行废止。

二十三、请您保管好经甲、乙双方签字确认的《协议书》，此协议一式两份，签字生效。

注意事项：

心理健康来访者有以下四种情况者，心理咨询师有权拒绝为其提供心理咨询服务：

一、对心理咨询不信任者。

二、对心理咨询师不尊重者。

三、具有精神病或者严重的心理或行为变态者。

四、无心理不适而是具有其他意图的人。

六、心理咨询是一项特色的工作，需要持续性地来访才能达到理想效果。如有意愿退款，需在半年后方可，以便双方判断心理咨询是否已达到理想效果。

甲方（心理咨询师）签字＿＿＿＿＿

乙方（来访者）签字＿＿＿＿＿＿

（监护人）签字＿＿＿＿＿＿

心理咨询中心（公章）

签约日期：××××年 ××月××日

3. 掌握技巧，做好咨询的开端。

在确定了初诊阶段的各种事项后，正式的会谈 (摄入性) 就可以开始了。

需要注意的是：在开始之前，作为咨询师，心中要有一张成型的表格，这张表格所包含的内容要铭记于心，因为在摄入性会谈时，不能当着求助者的面做记录、录音，所有摄入信息，都要在会谈后追记，所以记住心理表格就非常重要了。咨询师心中需要熟记的表格如下。

咨询师心中需要熟记的表格

表现形式		恋爱婚姻家庭	心理成长发育	情绪情感反映	社交适应人际关系	躯体疾病	其他
问题严重程度	轻 中 重						
问题的一般原因	生物学原因 认知原因 社会原因						
问题的具体原因	躯体情况 本人的人格因素 具体压力特点						

心里牢记以上表格所包含的内容之后，会谈时你的心中就可以按照事先确定想了解的内容进行了。但是，这时候你要知道的是，确定会谈内容和范围后，你的提问也要有技巧。一般情况下，要使用开放式的提问，不能使用封闭式的提问。但在特殊情况下，也可使用半开放式提问。

在确定了提问方式并提出问题后，咨询师要全神贯注地耐心倾听求助者叙述。但在倾听的过程中，心理咨询师要能控制会谈方向，这是很关键的，以避免会谈跑题。

对于会谈中的技巧，一般会有"释义"、适当的"中断"、适当使用"情感的反射"，及"引导"等策略。运用这些技巧的目的是要得到心理咨询师想要收集到的对治疗有用的资料。但为了不丢失信息，咨询师可以做如下极简单的笔录：

（1）个人成长及发展中的问题（经受的挫折及不良行为等）。

（2）现实生活状况。

（3）婚姻状况。

（4）人际关系中的问题。

（5）身体方面的主要感觉（主要症状）。

（6）情绪体验，生活态度。

（7）其他。

如果在确诊中，已经初步确定求助者的问题属于某一个方面的问题（如情绪、思维方式、人际关系、行为习惯或人格特征等某一方面的问题）之后，为确定理解和判断的可靠性，要依据求助者的心理问题选择恰当的心理测验。但需要注意的是，心理测验不能乱用。尤其是只为了经济利益而大量地、目的性不强地使用心理测验，是职业道德所不允许的。

如果会谈以后还要继续，应该征求求助者的意见："今天暂时谈到这里，在今天的交谈中，我基本上对您提出的问题有所了解，但要马上做出最后的确切判断，还有一定困难。由于时间关系，今天无法继续（约定的会谈时间段已经结束），如果您愿意的话，我建议我们再谈一次，您觉得如何？"

如果经过谈话后，发现求助者有其他疾病（躯体或者精神疾病），应该向求助者说明："就您谈的情况来看，恐怕您应该先到某某科做个检查，我将会根据某某科的检查，再来考虑您目前的状况是否有心理问题的因素存在"。

结束语："谢谢您的来访和对我们的信任，以后有什么问题，希望再联系，谢谢！"

4．咨询时可能会碰到这6类求助者。

在咨询中，求助者类型各种各样，很多时候会出现一定程度的沉默，要清楚的是，大部分沉默是由求助者引起的。所以，在咨询中，你可能要面对的求助者有6种类型，要清楚这6种类型求助者背后很可能出现以下行为因素：

（1）怀疑型：由于求助者还不完全信任咨询师，因而不愿意把某些情况说出来，尚处在犹豫期，这时候往往会表现出不安的神情，用疑虑和探索的眼光打量咨询师。

（2）茫然型：有些求助者不知道跟咨询师说什么好，或者有很多问题一时不知道该怎么跟咨询师说，一时间会陷入沉默。这时候，求助者的眼光是游离不定，并含有询问的色彩。

（3）情绪型：在会谈中，求助者可能会受情绪影响而出现暂时的沉默。如来自求助者以前的回忆，或者来自求助者对咨询师的气愤，也有求助者还不愿意谈及的话题被提及后而产生的应激反映等。

（4）思考型：也许此时求助者正在考虑咨询师说的话，或者正在体验某种情绪或者情感；也许求助者的沉默是处于一种自我的探索之中，在动作上，他可能是睁大眼睛，也可能是眯起眼睛，自言自语，凝视空间的某一点，这是一种沉默的标志。

（5）内向型：这种沉默来源于沉默者的个性原因，如内向、不善言谈等。这样的人在咨询中易出现沉默，即便有话也是很少。有可能出现的现象是，一到咨询现场可能会讲不出话来。

（6）反抗型：这种属于被动型的求助者。他们本人不愿意或者不想接受咨询，他们来做心理咨询求助是受别人的指派，所以他们会用沉默来呈现自己的抗拒。有时候的是充满敌意、不信任、很随意等态度。

5．咨询时的基本方法。

在心理咨询过程中，心理咨询师与求助者共同进行的治疗过程并不是简单的谈话，它不仅需要心理咨询师完全接纳求助者，体验求助者的内心痛苦，帮助求助者解释自己认识不清的问题，还要根据每一位求助者具体情况，选用不同的心理咨询方法。心理咨询的常用方法有会谈法、观察法、测验法。每个方法在咨询过程中都起着不一样的作用。

（1）会谈法：咨询师通过谈话了解内心世界的问题和矛盾，也通过谈话使认知、情感和意向发生变化。运用这一方法了解心理问题时，要让对象自由地、无限制地陈述，以充分暴露压抑在心中的矛盾和发泄积压的情绪。

（2）观察法：观察法是指有意识地观察外部的行为表现（包括面部表情、说话声调、姿势和动作等），以研究和判定其内活动的方法。

（3）测验法：心理测验的种类很多，但是，采用心理测验的方法应该十分慎重，一是不能过高估计心理测验的信度和效度而迷信心理测验。特别是把心理测验的结果告知本人时，要讲究分寸和策略，以免造成消极的后果；二是对于从国外引进的各种心理测验量表，由于编制者及其所在国家的文化、价值观不同，应该采取分析的态度，不能未经我国检测修订就加以搬用。

以上每种方法都会在不同时间起到不一样的效果。下面我们重点讲一下常用的会谈技术。

6. 会谈中常用到 6 种技术。

（1）倾听。倾听是咨询会谈的最基本技术。咨询员主要是运用听来开始咨询过程的，细心倾听能使咨询者有效地了解来访者的问题及内心世界，缩短双方的心理距离。细心倾听是建立良好关系的决定因素，甚至可以说倾听本身就是一种治疗。在心理咨询与治疗中，使用倾听技术通常有如下要求：

第一，倾听应有一个框架。一是来访者的经历，即到底发生了什么事；二是来访者的情绪；三是来访者的行为。

第二，倾听与关注相结合。倾听不仅要理解来访者的言语信息，还要关注、留意他的非言语信息，要深入到来访者的内心世界，细心注意他的所思所想、所作所为。只有将倾听与关注这两个方面结合起来，才有完整、准确的理解。

第三，倾听应该客观，摒弃偏见。对来访者要无条件尊重，在他诉说时，为获取完整的信息，对其谈话的内容不要表现出惊讶、厌恶等情绪反应；不要随便打断他的话，不要过早地做出反应。

第四，倾听者应该敏于反应。要注意来访者在叙述时的犹豫、停顿、语调变化以及伴随着语言出现的各种表情、姿势、动作等，从而做出更完整的判断。倾听的最基本的作用在于鼓励来访者把他的观念和感受表达出来，倾听不是一种被动的活动，而是积极地对来访者传达的全部信息做出反应的过程。

（2）提问。使用提问技术应注意以下几点：

多用开放式提问，少用封闭式提问。通过开放式的提问，咨询师可以了解与问题有关的具体事实、来访者的情绪反应、看法及推理过程等。

使用"轻微鼓励"。轻微鼓励是指在谈话过程中，咨询师借助一些短语或复述来访者谈话中的一两个关键词或语气词，或用点头、注视等表情动作来支持对方往下说。

封闭式提问不可连续使用。一连串的"我问—你答"，易使来访者感到对方主宰着会谈，而把解决问题的责任转移给咨询师；来访者往往变得沉默，不问就不说话，停止其自主探索，甚至降低对咨询师的信任度。

开放性的问题要慎用"为什么"。因为有时来访者对问题的原因并不很清楚，或感到难以表达，有时对问题原因的解释可能会触及其秘密和隐私，这时的咨询关系还不够成熟，就不能保证其回答的真实性，反而会为以后的咨询或治疗带来困难。

不要连续提问。如果提问后来访者谈出一些重要的信息，咨询师应该做出同感反应，而不要接着提问。因为同感能促使来访者进一步探索自己。

要善于运用积极性提问。积极性提问是指能使来访者以积极心态进行回答的提问。

避免判断性提问。带有判断性的提问往往包含着咨询师本人对来访者的某种评价，来访者就会认为咨询师不理解他。

（3）释意。释意亦即说明，就是将来访者的主要内容、意思，用咨询师自己的话再反馈给来访者，最好用来访者自己的用语为好。重复有简单重复和变式重复两种，简单重复即重复来访者原话内容，变式重复是重复原话中所得出的感受。释意通常采用"你说……是这样吗？""你的主要意思是……是吗？"的句式，主语一般都是用"你"，话末多是问句，

释意的作用：一是咨询者向来访者核对自己对对方所谈内容的理解程度，确保理解的准确性；二是对来访者起鼓励作用，支持他继续说下去；三是重复的主要是"关键词"、"引导词"，帮助来访者重新探索自己的问题，重新思考自己所谈问题之间的关系，重新审视和剖析自己所面临的困扰，把谈话引向深入。

释意反应要掌握三个要领：①听取来访者的基本意思；②提纲挈领地向来访者复述基本意思；③观察来访者的反应，看他是否感到被准确理解了。

由于释意不可避免地带有咨询者思想、观点的烙印，也就使得来访者有机会站在他人的角度反观自己言谈中的思想和观点。对那些需要做出某种抉择的来访者而言，释意就显得更加有意义。

（4）情感反映。情感反映是咨询员用言语把来访者的各种体验、感受表达出来。其基本作用就是引导来访者注意和探索自己的感受和情绪体验，在意识水平上了解它们，重新面对和审视自己的情绪反应，清理、整合自己的情绪，达到对自己的整体性的体验和认识。有时，也能起到稳定来访者会谈心情的作用。情感反映和释意有时是分不开的，有许多共同之处。但释意着重对来访者所谈的事实、内容的反馈，而情感反映则着重于对来访者所透露出来的情绪的反映。

情感反映在表达时，常常用感受性的动词和情绪性的词汇。如"你觉得……""你心里感到……"，"你感到……是因为……"等句式，以便于核对。

（5）面质。面质也称为对峙，就是让来访者面对自己暴露出态度、思想、行为等方面的矛盾之处，进行对质讨论，以便使其澄清认识，达到对自己的透彻理解。一般认为在以下情形中应进行面质：来访者的自我观念与他的理想自我不一致；来访者的自我观念与他的实际行为表现不一致；来访者的自我体验与咨询者对他的体验和印象不一致；来访者所谈到的体验、思想或看法前后不一致。

需要注意的是，面质必须建立在良好咨询关系的基础上；要注意面质的时间性，在来访者能承受和接受时才能使用；面质最好是尝试性的，不要咄咄逼人，宜采取逐步接近要害的方式；面质不可用得过多，那样可能会损害咨询关系。

（6）解释。解释是指咨询者运用有关的心理学理论来说明来访者思想、情感和行为的实质、发展过程及原因、影响因素等，促使其从一个新的角度，借助于理论知识来加深对自身的认识和理解，进而做出积极的改变。解释被认为是一种非常重要的影响技术。

运用解释时要注意以下几点：

第一，解释应因人而异。例如，对受教育程度较高的来访者，解释可以系统、全面一些，而对受教育程度较低的来访者，解释则应尽量通俗、浅显。

第二，解释不宜多用。一般认为，一次会谈中，运用得当的解释不应超过三个，这是因为解释过多往往会使来访者感到难以接受。

第三，解释不应该强加给来访者。即使解释合理，但如果对方一直坚持自己的观点，也应转变方法。

案例故事两则

一个初次会谈场景

（咨询师徐走到等候室，看见来访者赵小姐在那里等候）

徐："你是赵小姐吗？"

赵："是的。"

徐："我是徐老师，请跟我来。"（咨询师带领赵小姐走进会谈室）

"请坐，赵小姐。"

（等赵小姐坐下，咨询师拿出初次会谈登记表，交给赵小姐）

"赵小姐，麻烦你先填一下这张表登记表，填好后告诉我，我们再接着往后谈。"

（赵小姐接过放着登记表的夹板和原珠笔，开始填写。咨询师观察赵小姐的填表行为，并回答赵小姐可能提出的问题）

赵："徐老师，每一项都要填写吗？"

徐："请你尽量填写，对于不想填写的地方就空着。"

（赵小姐填完表，将夹板连同登记表和原珠笔交回给咨询师。咨询师很快地看了一下登记表，然后询问有待补充说明的事项）

徐："赵小姐，在你告诉我你怎么会想到来咨询之前，我想先说明一下有关心理咨询（治疗）的一些基本原则，我觉得非常重要，让你多了解一下我的工作，可以吗？"

赵："可以，请说。"

徐："首先，心理咨询的谈话时间是事先约定的，每次会谈的时间是五十分钟，如果你预约了时间，但由于特殊原因不能来，那么请你尽量早打电话来取消，这样我就不需要一直等你，也可以把时间让给有需要的人。如果你预约了时间，又没来也没有取消，那么你仍然需要付费，关于这一点，你有没有问题？"

赵："我觉得每一次咨询的时间才五十分钟，这怎么够呢？我跟我朋友谈心事时，即使一谈好几个小时，问题也无法解决。可不可以延长我们的谈话时间，我想早儿点把问题解决。"

徐："你认为五十分钟的谈话时间不够，无法解决你的问题，所以内心着急。"（初层次同理心技术）（赵小姐点点头）

对一般的来访者来说，五十分钟的谈话时间是适当的，延长时间对来访者的帮助不大。如果来访者处于危机情况下，在必要时，可以延长谈话时间，或增加每周的谈话次数。咨询跟一般的谈话不一样，咨询通常涉及来访者内心深层的世界，而来访者开放内心世界的速度因人而异，这与每次谈话时间的长短无关。虽然来访者想早点儿解决问题，可这不是延长每次的谈话时间就可以办到的。（结构化技术）

赵："我明白了。"（赵小姐点点头）

徐："第二点是有关保密的限制，你在这里的谈话和关于你的资料，比如你填的登记表，没有你的同意，我是不会告诉任何人的；不过保密还是有限制的。如果你的谈话内容，是有关自杀或伤害自己的事情，有关危害公共安全的事情，这些事情涉及生命安全的话，我就会告知你的家人、医院或有关当局，这是为了保护你和别人的生命安全，请求更多的人来帮助我们。有关保密的限制，你有没有问题？"

赵："没有问题。"

徐："最后一点，是有关心理会谈的责任和分工，你的责任和工作就是要能够按时来，尽可能地要主动说，以及想到什么就说什么。我的责任和工作是了解你所表现的信息，透过你告诉我的一切，来帮助你自我了解，协助你探讨你想讨论的事情，提供你不同的观点和角度，帮助你。"

结束和转介中用到的会谈技术

当咨询师无法帮助当事人时，可以在征求当事人同意后，将他转介给别的咨询师或别的咨询机构。在转介之前，咨询师必须终止两人的咨询关系。当事人在转介之前，因为不了解新环境的状况，因此会有疑惑与不安，咨询师必须处理当事人的情绪，让当事人能顺利转介。

案例背景：

当事人40岁，家庭主妇，女性，因为长期被先生暴力虐待而寻求协助。经过几次咨询后，当事人觉察到现在的婚姻状况与小时候父亲对她的虐待有关。在咨询师处理当事人跟父母亲、先生的关系后，当事人决定诉请保护与离婚，并且要求政府机构接手处理当事人的问题。咨询师对当事人说明转介的过程、诉请保护与离婚过程中可能经历的问题后，准备终止两人的咨询关系。

咨询师 [1]：这是我们最后一次的面谈，对于我们上一次谈到的主题，你有什么不清楚的问题？（结束技术——探问技术，开放式问题）

当事人 [1]：多谢你的帮忙，离开这里我有点儿舍不得。我知道今后将有一场大战，这几天一想到这里我就有点儿胆怯与害怕。我一生从未面对如此大的挑战，虽然你曾告诉我在这个过程中，我将面对的重重关卡，也让我做了一些准备，可是一想到要到法庭跟我先生对簿公堂，还得经过一关一关的侦讯，我就有点儿害怕。跟我先生离婚后，我必须找工作、租房子、养活自己等。这一切的一切，都让我有点儿胆颤心惊。当然比起每天被打得鼻青脸肿、提心吊胆，还是离婚好。尤其是想起过去，若不是我的懦弱，就不会让我先生十几年来不断残害我的身心，说起来也懊恼自己。

咨询师[2]：离婚的过程与独自生活的挑战，虽然让你有些害怕，不过，因为从此可以脱离先生的魔掌，你觉得还是值得。你怨自己过去太懦弱，才让自己白白受了十几年的苦。（结束技术——简述语意技术）

当事人[2]：（哽咽，点点头）不知道以后我的咨询师不能帮助我时，我可不可以回来找你？我担心未来的咨询师不能像你一样这么了解我，而未来的路又是那么艰辛。想起来就让我觉得害怕。

咨询师[3]：你担心未来的咨询师无法帮助你，所以希望在那时我能够伸出援手。

（结束技术——立即性技术）

当事人[3]：如果我能够随时回来找你帮忙，我会比较放心。

咨询师[4]：听起来似乎你对未来的咨询师没有信心，所以焦虑不安。

（结束技术——初层次同理心技术）

当事人[4]：点点头。

咨询师[5]：因为你只能由一位咨询师帮忙，不能同时跟两位咨询师会谈，所以在我们结束咨询后，我不能再介入。即使你我不再有咨询关系，我仍然关心你。我会从未来咨询师那儿了解你目前的状况（结束技术——一立即性技术）。我想知道，是什么原因让你对未来的咨询师没有信心（结束技术——探问技术，开放式问题）？

当事人[5]：我没有见过他，不知道他是不是能够像你一样这么了解我，这么知道我的需要。

咨询师[6]：你希望他能像我一样了解你？（结束技术——简述语意技术）

当事人[6]：听起来好样是这样。

咨询师[7]：再多告诉我一点。（结束技术——具体化技术）

当事人[7]：其实我也不是很清楚。或许是因为今后碰到的事会很艰辛，我希望对方像你一样，让我很信任，否则我会很害怕。

咨询师[8]：如果新的咨询师真不像我一样了解你，就会让你失去信心？

（结束技术——简述语意技术）

当事人[8]：就是这样。

咨询师[9]：以前我有一些当事人，他们的问题未必跟你一样，不过心情却跟你很像。当他们要走出旧的生活，重新开创新的生活时，也会被这些无法预知的未来所惊吓而彷徨无助。后来他们学会将感受到的疑惑与害怕告诉新的咨询师，跟新的咨询师共同处理这些问题。同时，他们也学会寻求外在的一些资源，协助他们走过这段孤独、恐惧的路程，创造真正属于自己的生活。（结束技术——自我开放技术）

当事人[9]：你这样说我就放心多了，或许我也可以把我的担心让新的咨询师知道。还有，我想知道有哪些外在资源可以帮助我。

咨询师[10]：你觉得在这段时间，你需要什么样的帮助才能降低你的不安与害怕？

（结束技术——探问技术，开放式问题）

当事人[10]：我觉得离婚的问题有法律专家帮助我，这方面我不担心。不过一个人独自面对这个过程的确让我害怕。

咨询师[11]：你想要有人陪你，给你力量、支持你，协助你度过难关？
（结束技术——简述语意技术）

当事人[11]：没错。这样让我比较不害怕。

咨询师[12]：在你的生活中，有谁可以担任这个工作？（结束技术——探问技术，封闭式问题）

当事人[12]：结婚后因为我先生的关系，让一些好朋友不敢再接近我，现在跟我关系比较近的是我对面邻居的一位太太。她很同情我，常常鼓励我争取自己的自由。我想在这个过程中，或许她可以陪陪我，只要我想说话的时候，有个人愿意听就可以了。

咨询师[13]：除了她，你还能想到谁？越多的外在资源，对你可能越有利。

（结束技术——探问技术，封闭式问题）

当事人[13]：或许……我妈妈。她很保守，一直希望我从一而终。过去因为害怕她担心，所以我一直没告诉她我先生虐待我的事。如果她知道的话，应该会支持我。有自己妈妈的陪伴，我会更放心。

咨询师[14]：听起来有了这些资源，让你放心不少。（结束技术——初次用同理心技术）

当事人[14]：没错。我想离婚后，我还可以暂时跟妈妈住一起。妈妈不喜欢跟媳妇、儿子一起住。我离婚后，可以接我妈妈出来，我妈妈一定会很高兴，我也有人陪伴。这样一来，我的一些问题就可以解决。以前我的家人都不看好我的婚姻，即使我在夫家受了许多委屈，我也不敢让他们知道，怕他们取笑，所以只能一个人默默承担，我觉得好辛苦。现在，我已经不在乎了，以前就是太在乎，才会受了这么多苦。

咨询师 [15]：你已经走出过去的阴影，有了勇气面对问题，并且将过去的阻碍化为有用的资源，心里感觉轻松了许多。（结束技术——初层次同理心技术）

当事人 [15]：真是谢谢你的帮忙。

咨询师 [16]：听到你对自己有了信心，我也放心多了。（结束技术——立即性技术）

透过结束的过程，消除了当事人转介前的疑惑与不安。

好玩好记的心理咨询口诀

接待咨客莫着急，细读合同达共识。　　　家长转变孩子变，"三大法宝"记心间。
先签协议再缴费，耐着性子听仔细。　　　婚恋关系也常有，"核心信念"没弄清。
收集资料很重要，断章取义不可靠。　　　口口声声为幸福，其实还是有贪念。
别听咨客怎么说，听话听音顺藤摸。　　　压力山大很普遍，随波逐流心茫然。
凡事总有因和果，表面文章白忙活。　　　得之我幸失之命，舍得中庸物极反。
弄清症结在哪里，其实案例不离奇。　　　神经症状很难办，焦虑抑郁很难缠。
控制节奏沉住气，急于求成白费力。　　　内因外因都有责，综合处理为上策。
胸有成竹有主见，别让咨客牵着走。　　　催眠技术要熟练，八套用语常默念。
　　　　　　　　　　　　　　　　　　　无论咨询和处事，事半功倍不稀罕。
一般问题认知错，合理情绪来纠偏。　　　凡事不要太逞强，不是什么都擅长。
一个角度一世界，换位思考心释然。　　　感觉不行就转介，与人于己都有益。
亲子关系大多半，家长转变是关键。

二、一般心理问题的完整咨询过程

咨询案例：下面是一位心理咨询师治疗焦虑症的咨询过程。

1. 一般资料。

张某，女性，17岁，汉族，高中在读，生活状况尚可。身高160公分左右，体态较瘦。

张某生活在离异家庭，父亲是军人，母亲是国企职工，3岁时父母离异，目前和母亲生活在一起，父亲再婚后又育有一女。母亲是她的监护人，父亲按时提供生活费。父母对她的学习生活都非常关心。和母亲共同生活的十几年中经常会发生摩擦，母亲对她比较严厉，小时候她一直顺从听话，进入高中后开始反抗，矛盾冲突变得更为频繁，两人经常因为一些小事僵持并互不相让。张某的学习成绩在班级里属于中等偏上水平，英语成绩比较突出。

社会功能方面，张某朋友不多，在同班小范围内有一两个关系比较好的女同学，在本区另一所中学有一个知心朋友，初中时代的同学，是她的倾诉对象。人际关系良好。近期学业成绩有所下降，对自己的学习状态很不满意，非常困扰。

张某家族中无精神病史，本人无重大疾病史。目前身体状况良好。虽然看上去比较瘦弱，但还算健康。

2．主诉与个人陈述。

主诉：最近学习成绩下降，压力很大。和母亲摩擦频繁，心情烦闷。这种状态持续将近一个月了。

个人陈述：从小和母亲生活在一间小平房里，母亲严厉，对张某的要求非常高。张某回忆小时候与母亲相处的经历时，情绪较为激动，她认为自己是母亲的玩偶，高兴时哄着她开心，不高兴了就因为一些小事情严厉地呵斥她。她曾经向父亲提出她与母亲的不愉快，父亲考虑到她已经进入高三紧张的复习备考阶段，给她们母女二人租了一套两居室，以减少母女摩擦，为她提供更好的学习环境。由于临近高考学习压力大，两周前的月考中，她成绩没有上升反而下降了，这使得她心情紧张、压抑，母亲也变得比以前更"麻烦"。即使两人分开在两个屋子里生活，摩擦也时常出现。张某认为如果再这样下去，高考无望。她急需改变现状的办法，为此前来求助。近期张某食欲有所下降，睡眠状况尚可。

3．观察和他人反映。

咨询师观察到，张某衣着整洁，说话谈吐正常，但整个人的精神状态倦怠、痛苦、烦躁、无奈。

其班主任反映平时张某一直很安静，在班中不活跃，学习踏实努力，但是脾气倔强。朋友不多，很少积极参与班级活动。

同学反映张某人很善良、内向，学习成绩不错。

4．评估与诊断。

根据张某的临床资料，综合其相关因素，家庭中无精神病史，本人无重大疾病史，张某本人对症状自知，有求医行为，根据精神活动正常与异常的三原则判断，可排除张某有重性精神病。张某目前心理与行为问题是由高考压力和与母亲的摩擦引起的，因此开始担心如果这样下去前途无望。其冲突具有现实意义，持续时间不足 1 个月，不良情绪没有泛化，对社会功能的影响不是很严重，而且经过检查无器质性的病变，符合一般心理问题的诊断标准。

主要表现为：

（1）心情烦躁，不能集中精力学习。

（2）食欲下降。

5．咨询目标。

根据咨询目标的七项原则，与张某共同协商达成口头或书面协议，初步确定：

（1）近期目标（具体目标）：

a．改善焦虑的情绪，缓解高考压力。

b．改善与母亲的关系。

（2）长远目标（终极目标）：

促进张某心理健康发展，完善其人格，学会自我心理调控，构建合理的认知模式。

6．咨询方案。

主要包括咨询方法和适用原理。

（1）咨询方法：合理情绪疗法。

（2）咨询原理：合理情绪疗法认为，使人们难过和痛苦的，不是事件本身，而是对事件不正确的解释和评价。事情本身无所谓好坏，但当人们赋予它自己的偏好、欲望和评价时，便有可能产生各种无谓的烦恼和困扰。通过理性分析和逻辑思辨，改变造成求助者情绪困扰的不合理观念，并建立起合理的，正确的理性观念，才能帮助求助者克服自身的情绪问题，以合理的人生观来创造生活。

高考复习阶段，成绩的起伏是正常的。张某认为如果成绩下降意味着本阶段复习完全失败，并将导致高考的失败，这种不合理的信念使得她出现情绪困扰和行为不适。可以用合理情绪疗法改变不合理信念，进而消除情绪困扰和不适。

张某对自己的心理问题有一定的认识，有很好的逻辑思辨能力，适用于合理情绪疗法。

（3）双方各自的特定责任、权利、义务。

① 求助者的责任、权利和义务。

责任：

a．向咨询师提供与心理问题有关的真实资料；

b．积极主动地与咨询师一起探索解决问题的方法；

c．完成双方商定的作业。

权利：

a．有权利了解咨询师的受训背景和执业资格；

b．有权利了解咨询的具体方法、过程和原理；

c．有权利选择或更换合适的咨询师；

d．有权利提出转介或中止咨询；

e．对咨询方案的内容有知情权、协商权和选择权。

义务：

a．遵守咨询机构的相关规定；

b．遵守和执行商定好的咨询方案各方面的内容；

c．尊重咨询师，遵守预约时间，如有特殊情况提前告知咨询师。

② 咨询师的责任、权利和义务：

责任：

a．遵守职业道德，遵守国家有关的法律法规；

b．帮助求助者解决心理问题；

c．严格遵守保密原则，并说明保密例外。

权利：

a．有权利了解与求助者心理问题有关的个人资料；

b．有权利选择合适的求助者；

c．本着对求助者负责的态度，有权利提出转介或中止咨询。

义务：

a．向求助者介绍自己的受训背景，出示营业执照和执业资格等相关证件；

b．遵守咨询机构的有关规定；

c．遵守和执行商定好的咨询方案各方面的内容；

d．尊重求助者，遵守预约时间，如有特殊情况提前告知求助者。

（2）咨询时间与收费

咨询时间：每周 1 次，每次 1 小时。

咨询收费：每次 60 元。

7．咨询过程。

（1）咨询阶段。

① 心理诊断阶段。

② 领悟阶段。

③ 修通阶段。

（2）操作原理。

① 了解张某情绪困扰的诱发性事件，对情绪困扰和诱发事件之间的不合理信念进行初步分析，与张某共同商定咨询目标，包括情绪目标和行为目标。

② 进一步明确不合理信念，使她在更深的层次上领悟到，她的情绪问题不是由于早年生活经历的影响而是由于现在的不合理信念造成的。

③ 运用多种技术使其修正或放弃原有的非理性观念，并代之以合理的信念，从而使症状得以缓解或消除。

（3）具体操作步骤。

① 第 1 次咨询：时间：2016 年 11 月 6 日。

目的：

a．了解基本情况。

b．建立良好的咨询关系。

c．探寻改变的意愿。

d．找出张某当前急需解决的目标。

方法：会谈法、合理情绪疗法。

过程：

a．填写咨询登记表，询问其基本情况，介绍咨询中有关事项与规则。

b．与本人交谈收集临床资料，使张某得到充分的渲泄，释放内心的焦虑与冲突。

c．双方共同确定咨询目标。

在了解了张某的成长经历、家庭环境等基本资料后，决定对其采用合理情绪疗法。在与张某的交谈中，可以发现张某是个很善于逻辑思考的人，向她解释过合理情绪疗法的原理后，她表示接受。然后着手制定咨询目标。目前正在高考的紧张复习备考阶段，缓解紧张情绪很重要，于是商定近期目标为缓解紧张情绪。同时，与母亲的频繁摩擦也是目前急需解决的问题。

② 第 2 次咨询：时间：2016 年 11 月 10 日。

目的：

a．加深咨询关系。

b．通过谈话，找出导致情绪行为问题的不合理信念。

c．与不合理信念进行辩论。

方法：谈话法，合理情绪疗法。

过程：

咨询师：你认为什么原因导致你目前的这种情绪状态？

张某：这次月考我的成绩跟以前的成绩相比，没有进步，反而后退了。在学校里我心情特别差，一想到目前的状态和几个月后的高考，我就特难受，照这样下去，肯定考不上大学。而且最近我和我妈妈的矛盾特别多，本来我的状态就特别不好，她还老没事找事，鸡蛋里挑骨头，要是能和平相处多好，我至少能把心思放在学习上。在学校心情不好，到家里也得不到放松。再这样下去，高考肯定没戏了。

咨询师：你最近的麻烦似乎都集中起来了。咱们来一起梳理一下，我们先来看看你在学校里的麻烦。你说最近学习成绩下降使你觉得自己在高考时会考不上大学，是这样么？

张某：对啊，照我目前的状态来看是这样的。我已经很努力地学习了，我很努力地听讲，按照老师的要求完成作业。如果这样我的成绩都不能提高的话，那我的复习还有什么意义？

咨询师：怎么去衡量你的复习有没有意义？

张某：当然是考试成绩了。每次月考的成绩都可以看出来。

咨询师：那你这几次的月考都没考出理想水平么？

张某：那倒不是，其实前几次考得还是可以的。就是这次成绩没有以前的好了。所以我特别担心，如果这次没考好，下次也没考好，这样下去到高考肯定完蛋了！

咨询师：你认为这次没考好，就代表着这个阶段的复习没有意义而且预示着高考的失败。

张某：是的。

咨询师：一次考试的成绩可以决定未来的成绩吗？

张某：的确不可以。

咨询师：每次月考是检验这个阶段学习效果的，并不是预测高考成绩的。

张某：我明白您说的，我就是害怕这次考不好，下回也考不好。

咨询师：为什么这次考不好，下回也考不好呢？

张某：不好说，就是有这样的担心。弄得我特郁闷。

咨询师：在这回月考之后，你有没有努力复习？

张某：当然要努力了，而且会比以前更认真。我要尽量挽回。

咨询师：那么也就是说，其实通过努力下一次考试不一定会失败，对吗？

张某：是，如果我坚持下去的话，下次不一定会考砸了。其实我的担心是没必要的吧。我也觉得我的能力不至于就这么沉沦下去。就是心情因为这些没必要的担心变得特糟，天天都忧心忡忡的。

咨询师：对可能发生的最糟糕的结果加以警惕，有一定的心理准备是对的。但过分的担心就是非理性的。这只会夸大考不好的可能性，让你自己无法进行客观的评价，也不能更好地面对。你的这种非理性是导致你最近焦虑、不安的罪魁祸首。

张某：我明白了，其实是我想多了。现在觉得踏实多了。

咨询师：咱们再来说说你和你妈妈的矛盾好吗？

张某：好的。我就是觉得跟她没办法和平相处。不过现在对考试没那么担心了，心里一块大石头放下来了。好像觉得我们的关系也是可以解决的。

咨询师：好，那你说说你的想法。

张某：我和她的矛盾由来已久。而且也似乎是我们俩的一种生活方式了。以前都已经习惯了，只是因为现在压力很大，所以和她的一点儿矛盾都被我夸大了。其实细想，她对我还是很好的，每天安排好我的一日三餐，对我的照顾也很周到，只是我经常看不到。其实，沟通是两个人的事情，我心情不好，对她的态度不好，她肯定特委屈。所以对我的态度也不会太好。所以我们就会有更多的矛盾。我呢，就会觉得事态严重。其实也未必有我想得那么可怕。

咨询师：好，现在你的心情很晴朗，那么回去试试用这种态度去经营你和妈妈之间的关系，或许你们就会变得更和谐。

张某：好的。我也相信我们这么多年都过来了，这一段时间也会过好。

8. 咨询效果评估。

求助者本人和其他人的评价。

（1）张某情绪明显好转，自述："焦虑心理得到改善，食欲增强了。"

（2）老师和同学说："张某又回到了从前，精神放松，情绪稳定，心情好转了。"

咨询师评估。

通过回访，张某的状态明显好于以前，而且学习成绩比较稳定。在接下来的一次月考中恢复了以前的名次和水平。

9．总结。

张某是个很有悟性的女孩子。而且高考的压力使她更迫切地寻找改变状态的办法。因此，很容易理解自己的非理性思维，并改变思维方式。心情得到放松，和母亲的关系也会因为自己心情的改变而得到一定程度上的缓解。但是和母亲的分歧和矛盾未必能得到长久的和解，在未来生活中还有可能出现，只是目前张某没有进一步解决的打算。考虑到张某紧张备考的状态，也没有精力去处理，所以暂时搁置下来，只是提示张某，注意经营母女两人的关系。如果有需要，还可以来找咨询师，咨询师也愿意提供帮助。

三、几种常用的心理治疗方法

（一）精神分析疗法

以弗洛伊德首创的精神分析理论为指导，探讨病人的深层心理，识别潜意识的欲望和动机，解释病理与症状的心理意义，协助病人对本我的剖析，解除自我的过分防御，调节超我的适当管制，善用病人与治疗者的移情关系，来改善病人的人际关系，调整心理结构，消除内心症结，促进人格的成熟，提高适应能力。

在弗洛伊德之后，精神分析疗法被后来者逐步发展完善，至今在心理治疗领域中得到广泛的应用。为了让求助者在接受精神分析治疗时能够以积极的态度参与进来，现对精神分析治疗过程进行一下大致介绍。精神分析治疗过程通常分为以下四个阶段。

（1）开始阶段。首先是要了解求助者需要解决的问题，确认求助者是否适应于精神分析治疗。确认后，咨访双方应就治疗规则、治疗阶段、双方责任取得共识。接下来，治疗者开始由浅入深了解求助者产生内心冲突的根源。

（2）移情发展阶段。随着治疗的逐步进行，求助者会出现对治疗者的移情。移情是求助者将自己对过去生活中的某些重要人物的情感在治疗者身上的投射。治疗者依据求助者的投射对其进行体验、理解并告知求助者。

（3）修通阶段。结合求助者提供的各种材料和移情表现，运用解释为主的技术，向求助者揭示其内心的无意识欲望和无意识冲突与自身表现出的症状的关系，获得求助者的理解和领悟。在修通的过程中会遇到阻抗，这是治疗过程中自然和必要的反映，只有将这个过程坚持下去才会逐渐获得疗效。

（4）移情解决阶段。在对求助者的主要无意识冲突已经修通的情况下，治疗者对结束治疗确定一个大致的日期。在这个阶段中，求助者可能会在移情上出现反复，治疗者需要继续采取解释技术解决求助者遗留的问题，使之能够面对现实。当求助者能够解决移情并做好结束的准备时，治疗就可以结束了。

适应症：癔病、心理创伤、性心理障碍、人际关系障碍、焦虑症、抑郁性神经症、强迫症、恐怖症、抑郁症、适应障碍。

（二）行为疗法

行为主义心理学认为人的行为是后天习得的，既然好的行为可以通过学习而获得，不良的行为、不适应的行为也可以通过学习训练而消除。行为疗法是基于严格的实验心理学成果，遵循科学的研究准则，运用经典条件反射、操作性条件反射、学习理论、强化作用等基本原理，采用程序化的操作流程，帮助患者消除不良行为，建立新的适应行为。

目前行为治疗结合了认知理论和社会学习理论学说，在纠正行为的同时，也注重刺激与反映之间的中介调节作用。通过对行为的评价和行为学习的模式，指导和帮助求助者调动自身的认知能力，逐步以健康的行为替代异常行为。

具体的行为疗法有系统脱敏疗法、冲击疗法、听其自然疗法、内爆疗法、强化疗法、放松疗法等。在行为治疗中，治疗方法的选用是根据求助者的具体行为表现和身体条件的适应性确定的。由治疗者提出方案，并向求助者说明，征得求助者同意，在求助者积极配合下进行。不同的治疗方法需要的时间不同，或长或短。在一些治疗进行中，有的求助者会产生逃避的意念或行为，如果放弃治疗会前功尽弃，并对今后的治疗产生负面影响。

常见的行为治疗及其适应症有以下几种。

系统脱敏疗法：社交恐怖症、广场恐怖症、考试焦虑等。

冲击疗法：恐怖症、强迫症等。

厌恶疗法：酒精依赖、海洛因依赖、窥阴癖、露阴癖、恋物癖、强迫症等。

阳性强化法：儿童孤独症、癔症、神经性厌食、神经性贪食、慢性精神分裂症等。

认识领悟疗法：

强调意识层面的领悟。领悟治疗的解释工作集中在求助者可以接受和理解的意识领域，不深挖求助者无意识内容和无意识冲突的本质，也不寻找当前症状的象征性含义。但是，仍注意无意识的影响，强调重视求助者自我教育的作用。认识领悟疗法的治疗过程大致如下：

（1）面询。每次面询的时间在 60 ～ 90 分钟。每次治疗结束时要求求助者写出面谈中治疗者解释的意见以及个人的体会，并记录下心中仍然存在的疑问。

（2）初次面询主要了解求助者表现出的症状，其产生和发展的全部过程。并确定求助者是否适应认识领悟法的治疗。强调求助者在治疗过程中对治疗者提出的疑问和解释要积极思考，并且认真付诸实践。

（3）在之后的面询中，需要了解求助者以往的生活史，引导求助者分析自身的症状，揭示其根源。

（4）当求助者在治疗者的引导下彻底明白了自身问题所在，不再有内心冲突带来的紧张、恐惧和偏激行为时，治疗即可结束。

（三）心理疾病的其它治疗方法

1. 支持性心理治疗。

善用治疗者与病人所建立的良好关系，利用治疗者的权威、专业知识，来关怀、支持病人，使病人发挥其潜在能力，提高应付危机的技巧，提高适应困难的能力，舒缓精神压力，走出心理困境，避免精神发生崩溃。

适应症：工作压力、学生困难、人际关系紧张、恋爱失败、婚姻危机、自杀行为、自然灾害所引发的心理危机。

2. 认知疗法。

认知理论认为人的情绪来自人对所遭遇的事情的信念、评价、解释或哲学观点，而非来自事情本身。情绪和行为受制于认知，认知是人心理活动的决定因素，认知疗法就是通过改变人的认知过程和由这一过程中所产生的观念来纠正本人适应不良的情绪或行为。治疗的目标不仅仅是针对行为、情绪这些外在表现，而且分析病人的思维活动和应付现实的策略，找出错误的认知加以纠正。

适应症：情绪障碍、抑郁症、抑郁性神经症、焦虑症、恐怖症、强迫症、行为障碍。人格障碍、性变态、性心理障碍、偏头痛、慢性结肠炎等身心疾病。

3. 生物反馈疗法。

是在行为疗法的基础上发展起来的一种治疗技术，实验证明，心理（情绪）反应和生理（内脏）活动之间存在着一定的关联，心理社会因素通过意识影响情绪反应，使不受意识支配的内脏活动发生异常改变，导致疾病的发生。生物反馈疗法将正常属于无意识的生理活动置于意识控制之下，通过生物反馈训练建立新的行为模式，实现有意识地控制内脏活动和腺体的分泌。

适应症：原发性高血压、支气管哮喘、紧张性头痛、血管性头痛、雷诺氏病，能缓解紧张、焦虑状态、抑郁状态、治疗失眠。

4．家庭治疗与夫妻治疗。

家庭治疗是一种以家庭为对象，协调家庭各成员间人际关系的治疗方法，通过交流、扮演角色、建立联盟、达到认同等方式，运用家庭各成员之间的个性、行为模式相互影响互为连锁的效应，改进家庭心理功能，促进家庭成员的心理健康。夫妻治疗（也叫婚姻治疗）是家庭治疗的一种特殊模式。

适应症：

家庭治疗：家庭危机、子女学习困难、子女行为障碍。

夫妻治疗：婚姻危机、夫妻适应困难、性心理障碍、性变态。

5．森田疗法。

具有神经质倾向的人求生欲望强烈，内省力强，将专注力指向自己的生命安全，当专注力过分集中在某种内感不适上，这些不适就会越演越烈，形成恶性循环。森田疗法就是要打破这种精神交互作用，同时协调欲望和压抑之间的相互拮抗关系，主张顺应自然、为所当为。

适应症：神经质、强迫症、疑病症、焦虑症、抑郁性神经症。

6．催眠疗法。

通过催眠方法，将人诱导进入一种特殊的意识状态，通过医生的言语或动作整合入患者的思维和情感，从而产生治疗效果。

适应症：癔病、疑病症、恐怖症、身心疾病。

7．药物治疗。

通过针对心理疾病患者的不同精神状态，使用少量、短程的药物治疗，可以显著改善患者生活质量，稳定情绪。一些滋心补脑类药物对提高记忆力，改善心境，消除情绪忧郁、焦虑、强迫、神经衰弱等有著者效果。

药物治疗适应症：强迫症、恐怖症、焦虑症、抑郁症、神经衰弱等神经官能症，慢性非器质性疼痛、偏头痛、神经性厌食症、胃痉挛、神经性呕吐等心身疾病与心身障碍，失眠、口吃、抑郁、恐惧、性功能障碍等症。

相关链接：心理咨询形式类别

在心理咨询中，根据咨询的性质，可分为发展咨询和健康咨询；根据咨询的规模，可分为个体咨询及团体咨询；根据治疗的时程分类，可分为短程、中程和长期的心理咨询；根据咨询的心理学理论依据，可分为精神分析、行为注意心理学、认知心理学和人本的心理咨询；根据心理咨询的方式，可分为门诊面询、电话咨询和互联网咨询。这些，是作为一个心理咨询师必须要清楚和掌握的。

1．按咨询性质区分的咨询。

（1）发展咨询。涉及一切如何才能发展得更好的问题。如：智慧妈妈（如何才能有利于孩子的身心发展）、成就动机与自我实现性问题、性心理知识咨询、社会适应问题、人际关系、择业，等等。

（2）健康咨询。因某些心理社会刺激而引起的心理紧张状态，且明确体验到躯体或情绪上的困扰。即凡是在生活、工作、学习、家庭、疾病、婚姻、育儿等方面所出现的心理问题，一旦体验到不适或痛苦，都属于健康心理咨询。如各种情绪障碍：焦虑、恐惧、抑郁悲观、强迫症状，等等。

2．按咨询规模区分的咨询。

（1）个体咨询。指一对一、面对面的咨询，为最安全的心灵释放形式。

（2）团体咨询。指有共同需求的人集合在一起，就大家的需求为主题提供心理帮助与指导的一种心理咨询形式。通过共同探讨、训练、引导，解决成员共有的发展课题或心理问题。

3．按咨询的形式区分的咨询。

（1）门诊咨询。门诊咨询是心理咨询中最常见、最主要也是最有效的形式。门诊咨询的好处在于针对性强，咨询者能对来访者的具体问题提供有针对性的服务；了解信息全面，咨询者不仅可以听到来访者叙述的内容，还可以观察其表情动作、情绪反应等，从而做出准确的判断；亲切自如、保密性好。由于门诊咨询多个别进行，因而可以消除来访者的顾虑，便于咨询的深入；此外，咨询者和来访者都可以随时提出问题，并根据对方的反馈信息，随时调整对策。目前在国内，一些精神病院、综合医院、大专院校、科研机构和社区都设立了心理咨询门诊，咨询者由心理学家、医生、社会工作者独立或联合组成。

（2）电话咨询。电话咨询是咨询者通过电话给来访者提供劝慰、帮助的一种较方便、迅速的咨询形式。尤其是对于处在危急状态（如自杀）或不愿暴露自己的来访者，电话咨询是一种较好的形式。在 20 世纪 50 年代，一些发达国家开始开展电话咨询，在防止由于心理危机而酝酿的自杀与犯罪方面起到了良好的作用。

现在，我国许多城市也开设了电话心理咨询，服务范围不仅涉及心理危机干预，更扩展到为心理困扰者排忧解难。电话咨询也有不利之处，由于通话时间有限，通过电话传递的信息也有限，因此要求咨询者反应敏捷，能给对方以信任感，能控制局面，否则，咨询很难有实效。

（3）互联网咨询。互联网咨询是随着网络技术的发展而逐渐开展起来的网络化心理咨询。对于那些由于个人躯体条件、地域环境的限制不能直接而方便地寻求心理咨询者，以及由于个人生活风格或生活习惯，不愿意面对心理学家的人们来说，互联网心理咨询显示出其独特的优势。

互联网心理咨询或许也可以成为序列心理咨询与治疗过程中的第一步。通过互联网咨询，实现"与心理咨询者的第一次接触"，体现"安坐家中看心理咨询"的方便途径。此外，互联网心理咨询还有许多优点，可以凭借行之有效的软件程序，进行心理问题的评估与测量；还可以方便地将咨询过程全程记录，便于反复思考和温习，以及进行案例讨论；在一个付费咨询体系中，协议的具体化和程序化将使得人们更容易接受。

但是，网络心理咨询也有其不足，例如双方真实身份不易识别；咨询者如何弥补不在现场所造成的影响作用的不足；如何避免因信息交流不充分而引起的误会、投射作用等问题，这些都需要进一步研究和思考。

故事四则：菜鸟变高手的过程

在心理咨询行业，目前比较活跃的是心理咨询师、心理治疗师和催眠大师，这几个市场比较热门的名词是很多人都非常关注的。现在，我们追踪几位业内人士，看一看他们由菜鸟变高手的过程，以及他们的工作过程，希望对读者能有所启迪。

1. 入门阶段

同其它行业一样，在入门阶段，或许我们会比较迷茫，不知道面对自己喜欢和想从事的职业该如何去做准备。其实，任何职业都有一个开始，但不同的是，心理咨询这个职业需要从经验和能力、精神开始。并且，要惯穿始终。

在入门阶段，你可以选择拜名师、到知名心理咨询机构、跟随专家等方式，让他们成为你的引路人。

2．锻炼过程

当你取得心理咨询证书以后，最需要的就是寻找宝贵的机会去锻炼，让自己迅速成长为一名真正的心理咨询师。但是，这个锻炼过程是极其考验心智的过程。或许，在拿到心理咨询师入门证书之前，你还对心理咨询师职业充满着憧憬和期待，而当拿到敲门砖后，在实习或者对心理学咨询行业的接触中，却发现不一定这就是自己喜欢的职业。因为心理咨询师的工作要围绕求助者服务，要有很强的心理承受力，要习惯自我调节，自我放松，甚至是"自我挽救"。当发现这些情况的时候，你或许就会感觉没那么美妙了。这也是很多人不能在心理咨询领域取得快速进步的原因之一。

3．成长之路

人终究要长大，职业终究也会发展。换言之，就是要自己慢慢学着成长，但一定是有个过程。不要急，一个人的成长不可能一步登天，职业发展也一样，在一个领域内成长，环境是必不可少的，你可以为自己创造环境，也可以制造环境，更可以寻找生存和发展的环境。成长的速度是取决于你付出的努力的，这里面有必然的因果关系。

成长的路有很多条，你可以选择从失败中成长，也可以选择从成功中成长，更可以选择在学习中成长。哪一条成长的途径都会带给你成功的喜悦和价值的增长，但重要的是，一定要根据自己的情况选择一条适合自己的成长之路去发展。

4．长成——变"高"手

成长与长成或许只是一步之遥，但是，结果却千差万别。在一个行业中，只要努力，肯定会找到自己的立足之地，但是，能否再往前行？做到一个领域内的专家或者"高"手？这样的机遇并不是每个人都能收获到的。有人估计过，100人中能成为优秀的会有60%，但是能成为高手的可能只有不到10%，就在这10%中，能变成真正高手的可能不足3%。你会在这些3%的概率中吗？或许会，或许不会。

可以肯定的是，高手一定是经历了、或者是承担了常人无法企及的努力而不是机遇。下面几个故事分别讲述了心理咨询师、催眠师、企业EAP咨询师的成长故事，希望从中，大家能读懂他们成长背后的故事。

催眠大师，我在治疗中成长

催眠术是一项古老而又充满活力的心理调整技术，很多人一听催眠师便会觉得很神秘，其实，催眠大师们只是在用一种技术给求助者治疗。国际上的催眠大师离我们普通人比较遥远，现在我们就看自己身边的普通人做催眠师后的成长和工作经历。

在一家催眠中心工作的周小姐，为了做心理咨询，曾专门花时间去跟催眠界的高人们去学习，积累了丰富的专业知识，现在是国际 NB/IMHTC 催眠导师，国际 NB 临床催眠治疗大师，国际 NGH 催眠治疗师，英国催眠治疗师协会会员，澳大利亚与西班牙催眠治疗师协会会员，英国心理治疗协会与 Pebble Hills 大学会员等一系列的头衔。下面是她的一次催眠治疗——离奇的前世催眠。

X 先生，人到中年，国有上市公司技术人员，来自内地山城，性格温顺，无欲无求，是少见的好脾气的人。曾经性格开朗，是文艺活跃分子，但 12 年的怪病发展到现在既无法出门，也无法独处，时时刻刻处于莫名的焦虑之中，并伴有异常的恐惧和严重的自主神经紊乱（紧张、恐惧、出汗、发麻等），失眠多梦，身边需时时有亲人陪伴，几乎丧失社会功能。我与他以前的医生对其症状有一致判断：广泛性焦虑症。

了解其个人情况，基本正常。从小成长环境良好，一帆风顺。由于前妻怕被他的病拖累，带着孩子离开了他，现妻子对他特别好，夫妻恩爱。从他早年发病的情况看，我注意到特别的几点：（1）病程很长；（2）第一次发病就非常严重，连续两个月晚上无眠，怕黑怕鬼；（3）初次犯病吃药就无效，一般的广泛性焦虑病人吃药都能减轻症状或暂时症状消失。（4）伴有严重的恐惧体验，且没有具体的恐惧对象。

与他交谈并介绍催眠、催眠治疗的依据、剖析其症状背后的感受，得到了他的认可，他慢慢开始放松。但独自催眠体验开始后，由于我短暂的离开，他又发病了，非常紧张恐惧，无法放松。

催眠敏感度只有一级。由于他长年坐着不动，体力极差，一般病人都能完成的放松运动他也无法进行。不过这些我都不在乎，我碰到过再困难的病人都能在后面的治疗中被我催眠。

和其他病人一样，我用特别的催眠深化法把他带入比较深的催眠状态，并有意让他"身处"一个黑暗的环境。让我惊讶的是，他并不像他嘴上讲的那样怕黑。就是说，黑暗并不是他恐惧的对象和引发点；年龄回溯，没有挖掘到任何东西（后来催眠治疗结束时，他也承认这辈子没有什么特别经历，从小没有离开过家，一直很顺利和快乐，人际关系也很好，直至生病才有烦恼）。他确实是我的个案中极少数做年龄回溯没有结果的病人。就在要进入更深的催眠时，他潜意识中莫名的极度焦虑和恐惧又开始凸显了，并比正常状态下更加放大。以我的催眠治疗经验，这是广泛性焦虑症病人的通病。

于是，我用老师的催眠治疗大师课程中教的一些偏门的催眠技巧再次将他催眠进去，他很快就扛不住了。接下来的主题性催眠，也很平淡。能看出，他是个待人宽厚的人，没有特别的爱恨情仇。连对离他而去的前妻，他也能平静地对待，理解她。而对待现任妻子，相当满意，爱意深长而隽永。人生的追求就是平凡而幸福的家庭生活。我不禁纳闷：像他这样性格脾气和人格良好，又没有什么经历的人如何害得那么惨，身心憔悴？

我心生一计：必须从"恐惧"入手！他儿时唯一受过的惊吓是被大人说，晚上不要乱走，否则会有鬼。于是他总是晚上走路往回看，看看有没有鬼跟着他，也从来没有看到过什么。（其实绝大多数人小时候都听过鬼故事，一般不会有什么后遗症）他这样的强迫行为没维持多久，就淡忘了。没有影响到他的成长。他本是个理性的人，没看到过鬼，也不信鬼。

如何让他不受潜意识中焦虑紧张的干扰，进入更深的催眠状态？他更深层的潜意识里是什么？——是恐惧，还是恐惧！

让他回顾最恐惧的事，问题浮现出来，也正是他第一次发病的源头：他大学刚毕业分配到单位在山林的野外基地做基层工人。要求晚上一个人值班。一个人监控夜间设备和生产的安全，压力是有，但主要的还是恐惧。恐惧什么呢？没有具体对象。就像平时他不敢靠近门窗，觉得会有人突然出现。我明白了，他怕鬼！难道他心里有鬼？但他又从未做过什么亏心事，没有恨过什么人，鬼在何处？他儿时鬼传闻的暗示把他潜意识深处的什么调动了起来？怕撞鬼的焦虑和极度的恐惧导致他在那里工作时连续两个月捂着被子无法入眠。为什么他唯独对鬼有特别衰弱和敏感的神经？根据我个人的经历和体验，有时候在某种极度而特殊的心理状态中，可能会接通某些通道与一些其他空间的意识体碰撞，会看到和听到一些平时碰不到的东西。那不是幻觉，是一种特殊的灵魂状态，也是沉入潜意识而非理性的状态，只是一般人没有这样的敏感度罢了。这与曹博士的集体潜意识的理论是吻合的。我体验过这种感觉。一个人平时看不到的东西能不能在催眠状态中看到？从催眠和人类身心灵结构的理论来讲，在深度潜意识状态中潜能激发，没有什么是绝对不可能的。我打算尝试一下。会不会在值班时受了惊吓又无法回忆起来？

我引导他回到十几年前晚上在野外值班的那个当下。看，在室外山林中工作，站立，被黑暗环绕着，发生了什么？——没有。在黑漆漆的阴暗的厕所里看到了什么？——没有。孤身一人在值班室里，不敢入眠。等待到了什么？——还是没有。治疗至此，此案算是无因病了。至少今世的人生经历无因。

但他的问题那么严重，不可能完全没有心理原因。我没有放弃，我打算为他做前世催眠。

在做前世催眠之前，我想先做个测试。他继续身处那个值班室，我引导他会看到那个人。也许，当你怕某个人来找你，真看到他了，就不恐惧了。恐惧的往往是看不到，却感觉受他的控制和影响。他的受暗示能力非常好，果然，他看到了一个模糊的"人影"，并感应到他的性别。我指令他与他告别。

开始做前世，他的催眠状态继续保持很好。他看到明清年代，一个店小二在招呼客人，这人是个屠夫。突然，一个熟人拍了他一下，他眼也不眨就一刀向那人砍去致毙。×和我说，他就是那个屠夫，可能那个被害的人死不瞑目，今世纠缠着他。我引导他与他做了了断。

结果让我瞠目结舌，但又在意料之中。从他反映的前世经历看，不像是现世的投射。最后做了灵洗和能量补充。在他的内心播下好的种子，他重新容光焕发。

从他发病的前因后果看，他儿时的潜意识智慧加上后来特殊工作引爆了他的心病。某些无因病，在催眠治疗师这里，常常是几番折腾，最后是通过前世催眠找到根源的。

不过我也知道，他十几年的严重症状在此番心灵的"开刀手术"后，需要回去慢慢康复。看，他理性的头脑不相信自己被催眠了。事实上他的催眠状态在治疗尾声是非常好的。我为他布置了一些回家功课，巩固疗效。

后来，这位患者感觉越来越轻松，也找到新工作了，薪资较1年前也高了很多倍。而周小姐，深刻体会到了助人的快乐，并在类似的一次次帮助人中成长为催眠大师。

心理治疗师：在勇敢中成就自己

在心理咨询师的工作中，除了一般心理问题和严重心理问题的咨询，有时候，也会经常帮人解决心理行为的症状。

心理咨询师晓洁，考完心理咨询师证书后，曾在一家心理咨询机构中实习了一年，一年后，晓洁感觉自己能独立工作了，于是就开了心理咨询诊所，没想到，第一例前来咨询的就是一位强迫症状的求助者。下面是晓洁的咨询手记。

求助者：张某某，男，19岁，待业。自己来心理门诊，自述情况如下："我家在农村，父母均为农民。在家我排行老大，下有一弟一妹。从小我就很懂事，知道父母很辛苦，对自己要求极为严格，一点儿时间也不许自己浪费，成绩一直名列班上前几名，初一后还任班干部，深得老师喜欢。初一后半学期，父亲节约开支给我买了块手表，作为奖励。

初二上半学期，我开始害怕将表弄丢了，后来果真在一次早操中将表丢了，我深知父母挣钱不容易，内心极度内疚，常常有意识地到寝室和马路边努力寻找，希望能够发现，但始终没找到，也不敢告诉父母，成绩也开始下降。"

说到此处，他显得有些颓丧。这是强迫型人格障碍初始阶段表现出的特征，如在此阶段能及时发现注重自我调整，是能够得到纠正的，但是他没能意识到也不知具体怎么做。

"后来我家添置了沙发，平时我喜欢坐在沙发上看书。一次母亲说别坐坏了，以后不准坐在沙发上看书。从此我果真再也不敢坐沙发，后来发展到看见椅子也害怕了。初中我勉强读完，其后一直待业在家，成天为看病四处奔波，父母为此花去了不少钱，我更觉得不好受。

"我最苦恼的，还是小便失禁，老想去厕所，但又自觉不该去。越想控制则想去厕所的念头越强烈。尤其是吃饭之后想去厕所，拼命克制自己不去，结果吃了饭就吐，按胃病治了很久也未奏效。如此症状持续了3年，什么事也做不了，真是苦不堪言。

"近段时间以来，我老是想着自己是否渴了或者饿了，椅子该不该坐，泡在盆里的衣服是现在洗还是过一会儿洗，见到点灯就要反复检查点灯开关，出了门要反复看是否关好锁好等。与他人交往时，我总害怕别人笑话我，认为别人的眼睛都在看自己。后来在医生的指导下，服用了一段时间的氯丙咪嗪等药，饭后不再呕吐，能克制一点儿自己害怕的想法和行为，但停服不久则症状再次出现。医生，我的病还能治吗？"末了，他显示出一种急于知道结果的紧张感。

心理分析：精神医学中把强迫型人格分为强迫思维、强迫行为和强迫情绪三种。后来强迫情绪从中分离出来，被称为恐怖症。即指对特定的人、物或场景有按捺不住的恐惧、紧张心理。如某人对教室、课桌的恐惧，心里明知不对却不能克制。究其根源，其实大部分是对早期生活体验的异化（如惧怕教室、惧怕课桌，其根本原因是惧怕教室中的某个人或同桌同学等），才导致这种焦虑性的强迫观念产生。事实上，它是一种象征性的解除焦虑的心理防卫机制。通过对来访者进行心理评估，发现他并无精神病态，调查其家族成员，也无精神病史，因此他表现出的是有别于精神因素引起的恐怖症。于是心理医生决定从心理方面寻找原因，并诊断为强迫型人格障碍。

施治的方案：根据来访者表现出的症状及自述特征，心理医生判断他的强迫行为主要由心理方面的因素引起，时间持续也较长。便决定分为两个阶段进行治疗，第一阶段采用认知领悟疗法，旨在减轻或消除其症状；第二阶段采用以人格矫正为中心的治疗方法，旨在改变其人格，帮助他建立自信心，逐渐进行彻底治疗。

咨询与治疗：强迫型人格障碍患者虽然在智力及生理年龄等方面均已成熟，但其情绪年龄并未成熟，往往太过理智化，过分压抑自己的情绪，而一旦情绪外泄时，恐惧感即占了上风。因此心理医生首先明确地给予他肯定回答："只要积极配合，一定能治好。"随后心理医生向他具体分析了其症状产生的原因，指出他的强迫观念和行为并非在短时间内形成，还与他较内向的性格和看似轻松实则严格的家教有关。

"你的母亲当初责备你，其实并非有意识地要去损伤你的自尊心，只是你的情绪太显幼稚化了，俗话说"一朝被蛇咬，十年怕井绳"，以致如今你已十八岁了，仍旧在以儿童时的应对方式来处理所遇到的问题。你应该放松自己的情绪，真正让自己在心理上成长起来，而不再做儿童心理的奴隶。"通过一席话后，来访者似有所悟。心理医生又接着说："现在你的症状并不严重，只要你持积极态度，不再有过多的心理压力，争取做到每天记下自己产生强迫意念的次数，并承认有这些意念存在，顺其自然。如一产生怕小便失禁而竭力克制，不许自己上厕所的意念，就要放松自己，想去就去，做到不与之抗争的原则，就可逐渐淡化此观念。"

两个月后，来访者与其父亲一同来到晓洁的心理门诊，向她描述了他近来的情况：

"自上次回去后，在家长的帮助下，我坚持到至今，自觉症状有了极大改善，不再强迫自己去干一些事情，如晚上不用再去管门窗是否已关好等，反正有父母在。见到椅子也不觉得别扭，回去的第二天连上了七次厕所……"说道最后他笑了起来。

心理医生分析他的自我记录，作出了具体评价，并随后询问了他现在的问题。觉得他已达到第一步治疗的目的，于是决定引导他从仍旧存在的不合理信念中解脱出来，改变其不合理信念，进而改变其不合理的思维方式和绝对完美主义心态，使其逐渐在人格上得到成长，从而增强其自尊心、自信心，克服不良的心理病症。心理医生说："从现在起，你应逐步树立这样的信念：每天上厕所两次也绝对能行、坐椅子和沙发原来差不了多少、皮带松紧时原来是这种感觉、别人都在做自己的事而并未顾及我等。只要坚持下去，你会克服掉以前的那些强迫观念的。"

半年后，来访者来信说"自己现在已感觉良好"。

心理咨询总结：强迫型人格障碍的主要特征是把冲突理智化，过分压抑情绪，因此其纠正的方法主要是减轻和放松精神压力。同时施予合理的心理疗法。事实上，无论恐怖还是洁癖都是强迫模式的派生物，其心理病因同出一辙，即一方面是自幼养成的性格特点，一方面是青春期的困惑。只有加强认识，并在心理医生的配合下采用恰当的治疗方法，才可能更快地消除忧虑，愉快坦然地面对人生。

接待了这位求助者后，晓洁对自己以后的发展更有了信心，因为在独立操作中成长的速度，要远比在协助中成长要好很多。她明白，在接下来的日子里，随着自己案例积累的增多，再加上自己的不断努力，成功就在不远处。

EAP 咨询师：第一次失败留给我的印象最深

2007 年 9 月，北京的 EAP 咨询师杜建与北京一个街道办事处进行了 EAP 的合作项目。街道办一共有 28 名干部，男 9 名，女 19 名。单位年纪两极分化很大，2/3 的是年轻人，在 35 岁以下；其他的是一些马上要退休的干部。此街道办因为历史原因，在最近的改制中，28 名员工并没有象其他办事处的职员一样成为公务员，成了事业单位企业编制。单位领导意识到员工的情绪不稳定，跟人事部的员工共同探讨解决方法，最后决定请专业咨询中心的咨询师，为单位员工做心理把脉。作为项目总监，杜建带四名咨询师主持了这次帮助计划，为期两个月。

杜建先是接触了该单位的领导和人事部门的负责人，了解该单位的工作环境、员工状态，向他们介绍了EAP的相关内容，并与他们共同讨论后制订出计划目标：为员工减压和舒缓员工的焦虑情绪。最后签订了计划书，计划执行的时间为两个月。签订计划书后，中心对办事处的员工展开宣传，印了一批精美的小册子，上面讲述职业心理健康是怎么回事，什么是员工帮助计划，为什么需要心理帮助，通过什么途径可以获得哪些帮助，发到每个人手上。

随后，杜建带着咨询师对员工采用SCL—90量表、DSQ量表进行了详细的心理调查，包括自尊、身份认同、个人发展、生活事件、应激情况等，都是一些比较重要的心理—生活质量的指标。除了问卷，还有单独的访谈、焦点座谈会。同时也对领导和人事部门的负责人进行了深入访谈，向他们了解更多的员工情况，因为他们是最了解本单位员工的。

经过了半个月的调查，咨询师了解到，该单位因为改制，本来应该是公务员的身份现在只是事业单位企业编制，员工觉得不公平和愤怒，也担心这种编制不是"铁饭碗"，对以后的前途、生活感到焦虑；并且该单位是一个对外的窗口，长期面对低保、失业、困难群体，这些群体因为经济原因对他们的态度有时很恶劣，员工本来带着情绪上班，现在更加觉得工作压力大，工作热情和积极性、效率低。有些员工生活上也表现了易怒、容易疲劳、易沮丧的情况，对待家人有时也会有负性情绪。量表显示他们有高焦虑、中等郁抑的症状。

针对以上的问题，杜建感觉该企业的员工因为改制问题普遍处于心理危机状态，需要给他们降低焦虑，发泄不良情绪，并要让他们学会管理自己的情绪。经过商讨后决定对员工进行集体性讲座和团体心理咨询。集体性的讲座每次一个半小时，主题分别是如何应对心理危机问题、如何有效管理压力、如何对付负性情绪、如何保持好心情。

讲座结束后，把员工按年龄分成两个小组，一个是青年组，年龄在四十岁以前；一个中年组，年龄在四十岁以后。组长是受过专业团体咨询训练的心理专家。这次的团体咨询主要用的是"心理剧"的治疗模式。组长带领团体成员一起就"自我效能感""正性情感""社会比较""负性情感"等问题进行了引导，团体成员一起进入角色面对这些问题。表演完把自己内心的焦虑、恐慌、压抑的东西表达出来，别的人要积极倾听，关注他人的感受，互相倾诉自己也曾碰到同样的情况及如何解决的。在团体的基础上相互促进。最后组长组织大家进行肌肉放松练习，呼吸放松练习；并且布置一些家庭作业，如生命的抉择、歪曲的负性思维日记、积极的自我对话、太阳总会升起来等游戏。

团体咨询结束后，他们还接待了两个来自此单位的个别咨询。两个来访者的目的都是关于子女的教育问题，一个是读高二的女儿隔三岔五地不愿意上学，家长怕影响到高考；另一个是儿子长期有网瘾，高中后就辍学在家，天天打游戏。咨询师分别为两个小孩做了咨询，每周一次。第一个女孩子经过了四次咨询后，问题基本解决了；另一个网瘾的小孩，因为问题发生了很长时间，现在还在继续咨询。

咨询结束后，咨询师通过问卷调查法和深入访谈法对此次计划进行了评估。主要从四个方面去评估：员工对 EAP 服务的满意度；员工对 EAP 服务的接受度、员工接受 EAP 服务后的改变度和组织接受 EAP 服务后的改变度。同时也用了 SCL—90 对员工进行服务的测评，发现他们的焦虑和抑郁状况都得到了很大的改善。

从这个案例中，杜建感觉到，此单位领导能首先接受 EAP 的理念，认为面对员工心理危机状态应该寻找专业的人员来帮助；单位人事部只是作协调、辅助作用；此案例采用了集体性讲座、团体咨询和个人咨询三种方式；此案例评估方法有问卷调查法和深入访谈法。

此案例的评估结果表示：员工对 EAP 服务的接受度达 80%;对此次 EAP 服务的满意度达 70%;75% 的人认为自己的负性情绪有所改变;60% 的人认为单位组织气氛、人际关系有所改善；但有 50% 的人认为咨询时间太短，不够深入。应该说，不算是一次非常成功的咨询。

此案例中，因为开始员工对心理咨询没有一个正确的理解，在计划实施过程中制造了一定的障碍；另外，因为受单位财务预算的制约，计划执行的时间太短，解决问题也不够深入；再者，因为杜建是一个新人，并且带的团队也是新人，人员业务水平和人员配备上还有待提高。

新出道的杜建经历过这次案例后，对自己的合作团队进行了再次学习的提升，在随后执行的案例中，业务水平也有了大的提升。今日笔者联络他时，他正带团队在河北的企业中做咨询，语境中透着轻松和自豪："现在我在业内已经小有名气了！前来咨询的客户不断，也没有了初做咨询时候的恐慌和障碍。"

所谓"高手"，其实就是在磨合中成长，在失败中成熟的。

心理咨询中的"看"和"做"

成长的过程并不都是鲜花和掌声，更多的时候，就是前面要经历的"开始"和接下来的"进行""深化"，直至成功。在我们初做心理咨询的时候，更多还是从模仿开始，在模仿中多"看"和"做"，在不断重复中成长，直至长成。

或许，在我们开始做的时候，会经历很多失败，但是，失败只是一件"已经"的事情，认知心理学曾告诫我们，当一件事发生之后，决定人们会如何做的关键因素通常并不是事情的本身，而是人们对事情究竟如何"认知"、如何"归因"。

心理学家常这样说："人最大的敌人，就是自己。"因为心理学家相信，人们在成长的过程中，或因环境文化方面的因素，或因自我的特殊经验，会逐步形成一些属于自己的"建构"（即为一种思想、观点，人们用它来解释自己的经验），这些建构就成为规范自己与判断别人及认识世界的重要依据，一旦人们所拥有的建构是不适当的、不良的、错误的，那么对人的整个生命力的发展就会明显构成威胁和障碍。我们会批评某些人是"刚愎自用"等，这正显示人们的确常因错误地"看"待事情，而错误地"做"出事情，自己却浑然不知。所以，从认知心理学的角度和自己的体验与认识，提出一些看法，供大家在咨询尝试中去参考。

一、学会澄清自己的"信念"

在操作中，要深入探讨自己的"信念"，哪些价值是自己所以为"是"的、所以为"非"的。有些信念是否是一种错误的"迷思"、敏感或警觉，要反省自己的"习惯性思维"，并从中建立新的思维架构，才能不断成长。

二、练习有利的"归因"

很多人常常喜欢将成功归因于"运气"，而将失败归因于"能力不足"。此外，也有人喜欢将成功归因于自己，失败归因于他人、环境、条件等。也有人认为别人的成功是"环境、运气好"，又对别人的失败大加挞伐，认为是能力、条件不佳。这些不适当的归因模式不仅于己有损，而且也于人有害。

三、多看正面、少看反面

初期的不顺利并不可怕，要多看事情的光明面及别人的优点，就比较会以活泼、期待的心迎向未来，而不会觉得万物万事令人厌烦，天下虽大却无藏身之处了。

四、常向自己说"打气"的话

有实证上的神奇效果，不断地自我激励是十分有效益的，"自我预言"的实现多少阐释了这种观点的实用性。在咨询进入的阶段，多给自己一点儿信心非常重要。

成功不是一天造成的，一切都有赖于下功夫才行，当获得一些小成功时，大成功也就在门外了。若愿意依照以上所建议的去"看"，将会发现这样"做"并不难，而自我的"心理改造工程"也就容易成功了。

第四节　拾阶而上，继续我们的修炼

走入心理学，与心理学结缘，也仿佛是一入侯门深似海，因为有学不完的未知领域等着我们步步靠近。如果，你的目标是要成为一位非常优秀的心理咨询师，要成为那个"只要看见你，就能给人疗愈力量的咨询师"，助人助己，那你除了学习必须的心理学和心理治疗书本知识，还需要在专业成长的道路上不断地锤炼，才能慢慢长大、长成。

那么，对于已经走在这条路上的你，接下来的路该如何给自己规划呢？你需要不断地进行哪些修炼呢？

1. 需要积累实际操作的大量案例，学会分析。

一开始的时候，如果你能完成 5 千小时的案例工作，这时，你会掌握一些基本操作技术和理论，积累一些案例经验，获得一种能力，"见到来访者，你很快就能知道他跟你既往接待的所有来访者，有哪些相同"。第二个阶段，完成 5 千小时比较深入地掌握专业理论和熟练地掌握实际操作技能。这时，你会获得一种能力，"见到来访者，你会很快地知道他跟你过去所见过的来访者有哪些不同"。你就比较能够熟练地"将心理学的普遍原理个体化地、灵活地应用于帮助当前的来访者"。

如果按照每周接待 15 人次来计算，咨询师每年 750 小时，完成这两个阶段的 1 万小时专业经验积累，总共大约需要 13 年左右的时间。

但是，如果你再将这些案例分门别类总结并去做分析，天！你的成果也会相当精彩！

2. 想把心理咨询作为职业，至少要熬过三年。

对于心理咨询师自身的成长，北京大学副教授，心理健康教育与咨询中心副主任、总督导徐凯文老师在接受壹心理的采访中，表示过："想要成长为优秀的心理咨询师，从业人员可能需要更高的学历，全世界都一样。你要准备三到五年的时间去全身心学习和实践，这三年是只投入很少产出的。实际上类似的像医生的培养一样，做人的工作培养周期都是比较长的。如果你熬不过三年，那你最后就很难成为一个合格的心理咨询师。

"在这三年当中，可以在提供实习机会的机构当中，在督导下进行临床实践，至少一年的实习实践。一年时间下来，会有100个小时以上的咨询经验累积。但要在这个行业当中成为专家，大概需要以正规专业的方式去积累1万小时的经验。一年顶多能够积累1000个小时，那么10年正规、专业的工作，你就能成为一个成熟的咨询师。"

3，参加系统培训，踏踏实实系统地学习一种咨询流派和方法。

初学的心理咨询师总是特别容易犯的错误是，觉得自己如果学更多的技术就能更好地帮助来访者，于是，就开始花了无数的钱，参加了各种各样的培训。但是，一定要有选择地参加培训班。网上有各种理论学派的培训班消息，如果每个培训班都参加，就会花很多很多钱，甚至是冤枉钱。

因此建议：首先选择最基础的培训班，比如，精神分析、认知行为疗法、家庭治疗等方面的基础理论和技能培训班，而不是在没有基础知识的时候，就去选择"梦的分析""催眠术""后现代技术"等，甚至更加稀奇古怪的培训班。这里不是说那些些培训班不好，而是说，在刚刚开始起步的时候，重要的是要打好基础，不能好高骛远。基础知识和技能，在心理会谈中，所起的治疗作用永远都会占至少70%以上，比如，治疗关系的互动、共情、提问、倾听、对质、澄清等。等你有了比较好的基础之后，再去学习那些"特殊专项技术"培训班。尽量选择"连续培训"，因为单次培训，往往学到的东西会很少，不够系统和全面。尽量避免选择价格"奇高"的培训班，因为这些培训班，往往难以做到"物有所值"。培训班，每年参加两个，足矣！参加的太多，往往造成"消化不良"，造成金钱浪费。在电视媒体上经常露面的"心理专家"，不一定全都是专业水平最高、咨询经验最丰富的心理咨询师或治疗师。

不过，新手咨询师最好认真地集中精力去学习某一种流派，把某一种流派先学会学通，至少要三五年时间。三五年之后，你会发现你再学别的流派，就会触类旁通。因为当你学了一种流派之后，其实心理咨询的百分之七八十都学会了，然后你再学其他的流派就是拾遗补缺。

4．要有终身学习意识。

心理咨询没有捷径可走，不能偷懒。如果读书，要以读主要流派的书为主。走路要走大路。一些小的学派大行其道，这不正常。大学派人多，得到社会的认可多。精神分析、行为主义、人本主义三大家，这些是人类对自己了解的智慧结晶。

5. 从业过程中，要做好自己的心理辅导。

心理咨询师，是人类心理健康的维护者，心理咨询师一定是心理最健康、人格最健全的人吗？不见得。如果你经历了创伤，但是，还没有走出创伤，正处于创伤中，建议你还是老老实实地去做"来访者（病人）"吧，去寻求心理咨询与治疗的帮助，不要讳疾忌医，不要着急去当"心理咨询师"，那样，你会更加困难。因为在心理咨询过程中，自身的心理创伤经常会被来访者扎中要害，被来访者激发出来，会导致心理咨询工作出现偏差，让自己和来访者都受到伤害。因此，心理咨询师在从业过程中，最好要一直都去做个人分析，才能更好地服务于每一位来访者。

作为心理咨询师，如果没有同理心，是很难真正设身处地为求助者解决问题。但是如果被代入的太深，就会被求助者的负面情绪所影响，失去冷静客观的判断能力。不但帮不到我们想帮的人，还可能会给求助者错误的引导。所以我们首先要有专业的素养，同时还要培养自己理智和冷静的头脑，能站在一个旁观者的角度去考虑问题，而不是轻易被代入。这样我们就可以引导求助者走上正常的人生，而不是被求助带到歧路。作为一个专业人士，我们不但要能用专业知识帮到别人，更应当有阳光的心态。所以我们首先要培养自己成为心理强大的人，并用专业的心理知识随时给自己做心理辅导，排解掉自己内心的负能量。

案例故事一则：

细数心理治疗师成长的四个阶段
苏晓波

编者注：这是苏晓波在 2000 年的旧作，那时距他开设心理诊所 7 年了。这篇文章距今 17 年有余。苏晓波开设首家心理咨询诊所，也已经 24 年了。下面是文章正文。

一转眼，我的私人心理诊所已经开办了 7 年多了。据说，这是中国大陆开办最早、维持时间最长的私人心理诊所了。

这种说法暂时还无法考证，即使"最早"和"最长"的记录被我保持着，也不能说明任何问题。但是，至少它使我可能有资格谈谈，谈谈七年来开私人心理诊所的酸甜苦辣；可能使我有资本讲讲，讲讲自己的失败经验，供大家参考，与致力于心理治疗事业的朋友共勉。

由于我所进行的心理治疗和所接受的训练，是以精神分析为主，所以，我不想把这篇稿件，写成散文或者是纪实文学，更希望它能成为具有心理动力学色彩的什么东西，希望它能更多地体现我内部的心理过程和心理现实。

这样做的更深层原因，是因为我认为，每个人的外部世界和生活，实际上都是内部世界和心理过程的外在体现。大家了解了我开私人心理诊所的内部心理活动的过程，能够更透彻地感觉和体会我心中的甜酸苦辣，更容易从中激发出一些新的体会或者启示。我想，既然打算写成具有心理动力学色彩的，就该先从动力或者动机谈起。对，就先从开办心理诊所的动力谈起吧。

我当初开办心理诊所的表面动力，是想效仿精神分析心理治疗的鼻祖弗洛伊德，开办一家弗洛伊德式的私人心理诊所，成为中国的弗洛伊德。表面上看，这是一个理想主义者的一次雄心勃勃的尝试。但是，从精神分析的角度来看，这种向弗洛伊德认同的背后，一定有与弗洛伊德相似的心理动力学过程。所以，了解弗洛伊德，有助于大家了解我开办心理诊所的动机。

据近代美国精神分析大师弗洛姆的研究，弗洛伊德本人，就一直被一种心理障碍——比较严重的俄底浦斯情结困扰，这正是弗洛伊德发现、创立精神分析、并开办私人心理诊所的最根本动力——试图认识和拯救自己。

他的精神分析著作，就是他的自我拯救笔记；

他的心理诊所，就是自我拯救和拯救别人的场所；

他在诊所中的精神分析治疗，就是自我拯救和拯救别人的过程。

实际上，不只是弗洛伊德，在心理治疗界的影响仅次于弗洛伊德的荣格，也曾经被严重的心理障碍甚至幻觉所困扰。著名心理治疗大师本人患有各种心理障碍的例子不胜枚举。可以说，每一位心理治疗大师，都是在治疗自己和帮助别人的过程中，成为治疗大师的。据统计，大约有40%以上的心理治疗师，曾经患过心理障碍。国外的很多心理治疗师，最初是接受治疗的心理障碍患者，心理障碍治愈后，又转向学习心理治疗，并最终成为心理治疗师。

实际上，每一位对于心理学或者心理治疗抱有浓厚兴趣的人，其动力首先是来自于对于自己以及自己问题的关注。我也不例外，或者说我也不能幸免。

所以，我开心理诊所的动机，首先是想认识和改变自己；在拯救别人的同时，也想拯救自己。这是我开办心理诊所之后，感受比较深的体会。任何想投身于心理治疗领域的朋友，都必须对这一点有清醒的认识。因为对这一点的认识，是决定心理治疗成败的关键。

这种认识，也是在失败的苦涩中，逐渐获得的。也许，如果我早就知道其中的奥秘，大概当初就不会有勇气开办私人心理诊所了。这也正应了王朔的那句话，"无知者无畏"呀。对我的这种说法，大家可能会感到令人费解。不要紧，读了我的下一段，你的看法也许会跟现在不同。

幸运的是，在开办心理诊所不久，我就开始接受德国专家的训练了。在我们接受精神分析训练的时候，一些初学者常常会问："下一步怎么办？""用什么技巧可以克服治疗阻力？"。我在刚开始做心理治疗的时候，也是比较重视技巧和方法。这样做的结果是，在治疗的最初两三个月内，疗效都会很明显。这时候，自己真有一种洋洋得意、踌躇满志的感觉。

这是一个心理医生的成长，可能会经历的第一阶段，我称之为"自以为是阶段"。但是，时间一长，症状就又会死灰复燃。后来，才逐渐了解到，最初的疗效，被称做心理治疗的"蜜月效应"，其治疗效果，更多的是一种暂时支持性的暗示效应，并没有导致患者内心结构或人格的真正改变，所以，几个月的暗示效应一过，症状就又会反复。到了这时候，初学者往往会去调动各种"方法"和"技巧"，甚至使用各种药物和仪器，似乎病人的人格被分析得够清楚了，各种防御机制也摆明白了，情结也挖掘出来了，但效果却差强人意。

患者常常会问我："我的问题都分析明白了，下一步怎么办呢？"。有的患者甚至这样抱怨："你就象一个提着手术刀的外科医生，把皮肤切开，把病灶全都暴露出来，对着血淋淋的伤口告诉我，看，这就是你的问题，然后就扔下不管了。"

面对如此尴尬的局面，治疗师就会由最初的踌躇满志，变得悲观绝望，开始怀疑，心理治疗是否真的能治病？心理障碍是否是不治之症？自己是否适合从事心理治疗？这是我亲身经历过的阶段，是十分痛苦的阶段，这大概就是治疗师经历的第二阶段——"外部否定阶段"。

可以说，没有经历过这些犹豫、怀疑、徘徊和自我否定的治疗师，难以成为成熟的治疗师。因为只有经历过这些阶段，治疗师才能深入地思考："心理治疗中，究竟是什么，在起着决定性作用？。"这种痛苦，将为治疗师的进一步成长，酝酿动力。

在德国专家进一步的高级精神分析训练中，我逐渐意识到，真正决定心理治疗进程的，不是理论、也不是技巧和方法，而是治疗者本身的人格。

只有一个比较健康稳定的人格，才是心理治疗师取得治疗效果的根本保证。

心理治疗师人格的健康度和完整度，决定和限制着心理治疗取得疗效的程度。这样一来，心理医生对于自己的了解和分析、心理治疗师的自我成长，就跃升为心理治疗中最为关键的因素了。此时，心理医生就进入了成长的第三阶段——"内部否定阶段"。

只有到了这个阶段，心理治疗师才开始把目光，由患者转向自己，把对别人的精神分析，转向对于自己的剖析；把心理治疗师自己的健康和人格成长，列为心理治疗的必要前提。

这个阶段，我痛苦地发现，许多在病人身上发现的情结、防御、阻抗、和各种人格缺陷，在自己身上也或多或少存在着，正是心理医生本身的这些缺陷，在无意识地妨碍和影响着心理治疗的效果、影响着心理治疗的深度，影响着对于患者核心冲突的认识和领悟。

这个道理很简单，一个自己都举步维艰、深陷泥潭的人，是不会有能力救助另一个陷入泥潭中不能自拔的人的。

所以，若要真正有效地医治患者的心理障碍，必须首先认识、了解、和解决心理医生本人的性格缺陷和情结。

也就是在这个时候，我才开始反思自己，反思当初"为什么非要离开一个非常好的职业，去开一家私人心理诊所？"才得到本文开头的时候得到的那个结论："我开心理诊所的动机，首先是想认识和改变自己；在拯救别人的同时，也想拯救自己。"。

了解到自己做事情的深层动机，固然使人感到快意，但"心理医生自己居然也是一个'心理病人'"的现实，却给自己以重重的一击，可以说自己的自恋受到了沉重打击。

这时候，在心理治疗中后期，会出现在患者身上的什么哀伤反应、抑郁反应、防御、移情、阻抗等，都出现在作为心理医生的自己的身上。随着时间的推移，我几乎体验了一个完整的心理治疗的全部过程。通过发生在自己身上的神奇变化，我心悦诚服地相信，心理治疗确实可以治愈心理障碍，确实可以从根本上使人发生非常积极的变化。也只是在这个时候，自己才能真正"投情"地去体会一位接受心理治疗的患者的感受，在改变自己的过程中所经受到的痛苦和艰辛。这种经验，为自己后来能理解和有效地帮助心理障碍患者，起了决定性的作用。

自我认识的提高和人格缺陷的改善，使我更容易理解坐在我对面的患者了，也使自己逐渐能够真正无条件地接受来访者，使治疗关系能比较顺利健康地向前发展，当然，心理治疗效果也越来越显著、治疗关系越来越稳定。我也越来越有自信，人格成长的进程也越来越快。

这样一来，自己的心态就进入了第四阶段——收获阶段。

在这个阶段，可以明显地感觉到自己内心的不断充实，对自己、对别人、对于患者、对于整个世界的爱，会不时地下意识地流露出来，尽管这种爱的流淌还不是十分充裕持久，但它们确实在发展和壮大；与此同时，随着对于自己的情结的认识和领悟，也激发了对于深层心理变化的敏感，对于复杂精深的精神分析理论的掌握，也使自己的精神分析灵感不断迸发。这种充实中的宁静，潜移默化地影响和改变着别人，也更加有效地改变着前来接受心理治疗的患者。

我能明显地感觉到，随着自己人格的不断成熟和治疗技术的不断提高，治疗每位患者所需要的时间长度也在明显缩短。虽然从前那些妨碍和影响自己的情结不再疯狂肆虐了，也很少对于心理治疗产生不良影响了，但是，自己的情绪还是会出现不同程度的波动。

这使我想起德国著名心理治疗大师布鲁克的一句话："学习心理治疗是一辈子的事，没有止境。"同样，心理医生的自我认识和自我成长，也是永无止境的。我认为，本质上，心理治疗就是一门必须同病人一同成长的职业和过程。

好奇的朋友一定会问："你在开办私人心理诊所的过程中，就没有遇到过其他的困难吗？"客观地讲，困难的确很多，但是，当把这些现实的困难同自己的内部障碍——人格成长、自我认识和自我发现比起来，那些困难就都算不上什么了，通过努力都是可以克服的。

还有的朋友会问，开心理诊所会不会赚钱？考虑到我国的人文和经济现实，再考虑到培训的巨大投资和自我认识的精神损耗，再加上如果你想做一个非常职业化的私人心理医生，这个行业是绝对能维持温饱但非常不赚钱的，是在表面上投入和产出非常不平衡的职业。

当然，如果你以了解和改变自己为最高目标，那么它是个好的职业；如果你能幸运地真正爱上这个职业，那么，私人心理医生将是最好的职业，至少我认为它是最好的职业。希望将来能有更多中国的心理医生，在这里谈"开私人心理诊所的酸甜苦辣"，希望他们的经历中，甜的滋味能更多点儿。

资料：心理咨询师的"三重境界"

心理咨询师荣伟玲曾就心理咨询师的"三重境界"做过详细的介绍。处在第一种境界的心理咨询师，和他相处时，你会感觉他十分自信，性情比较张扬，很有锐气。他会非常乐意谈及他所获得的成就：职称，发表的文章或出版的书，以及经典的个案，在谈论中面有得色，同时尖锐地发表对不同观点的批评，和出现失误的同行的轻视。他的社会角色意识非常强，你能感到他确实以成为一个咨询师为荣，同时这个角色，也捆绑了他，使他对自己的着装、在公众场合的表现，别人对他的看法或批评，都表现出特别在意。这个阶段的咨询师还有一个明显的外在行为特点，就是老是忍不住要去指出别人的心理和个性问题所在，涉及的范围包括亲人、朋友、或同行。他们的意见大多时候是有见地的，你能感觉到他确实点到了问题所在，但不知为何，就是让人心里不舒服。也许，你直觉地了解到，他说这些并不是为了帮你，只是为了证明他自己的能力和优越感而已。常常地，此类行为影响了他的人际关系。这种类型的咨询师，在咨询过程中采用的常常是探究型和控制型的咨询方式，乐于使用各种"立竿见影"的简快方法，出现"野蛮分析"的时候比较多。

心理咨询师在这一行里通过自身不断地学习，个人境界也常常在不断提高。这正是心理学的魅力所在——每一个全情投入于这一领域的人，最终自身也会获益良多。

到了第二种境界，心理咨询师拥有了更多的心理能量，自身的情结也解决了不少，他们成为了比一般人更健康的人，或者叫自我实现型人。他们肚子里面装了更多的知识和智慧，变得沉静下来。当你靠近他时，你可以感觉到他内在很自信，但这种自信已经不再给他人以压力。他不会主动谈及自己的成就，表现出低调和稳健。他神情内敛，对人和气，接近他就想靠近春天的太阳般的温暖和舒适。他明白自己的职业角色和本人真实自我的界限，也了解自身的局限。他从来没有想要把自己描述成一个没有缺点的完人。他可以坦然地谈及自己的不足之处。明白自身的弱点，已不能让他感觉到是一种威胁。

他断不会陡然指出别人的所谓的心理问题，尽管他能清楚地感觉到周围每个人的个性特点。在某个适当的时候，也许，他会通过某些委婉的方式让你明白你可能还存在着需要解决的心理情结。然而他的方式是如此隐晦和温和，以至于你不可能受到任何伤害，更不会让你在很多人面前难堪。你会感激地发现，他所说所做，基本上不是为了证明他自己，而是出于对他人真诚的关怀和爱。这样的心理咨询师，常常会得到很多人的爱戴和崇拜，即使是同行，也要禁不住要对他表示尊敬和欣赏。他们的人际关系就要比处于第一种境界的人好多了。在咨询中，他采用的无论是哪种流派的方法，人本主义的精神都会贯穿始终。他的咨询过程表现出踏实和沉稳，追求咨询的质量胜过追求咨询的速度。

到了这一步，应该说已经达到了常人所无法企及的高度。然而我惊诧地发现，居然还有第三种境界。老子说"道可道，非常道"，叫我怎么来形容这样的咨询师呢？只能用我有限的文字来尝试描绘这无限的体会吧……就象小小的山丘，也美慕着高山的风采啊！

第三种心理咨询师，他已经没有了角色的概念，整个人都和谐统一了，因而他并不会特意地装扮自己。当他出现在你面前时，你也许会觉得这是个特别朴实平凡的人。这时候的他，经过修炼和顿悟，已无所谓自信不自信，自卑不自卑，当你靠近他时，不能感觉到任何外显之气，只能感觉他的内心，就象大海般的深湛和平静。无论是直接的或委婉地，你都不会听到他对别人所下的结论或评判，他也断乎不会指出任何人的任何问题。哪怕他只是心神合一，静默少言地待在那里，你也能感觉到从他身上发散的那种对全人类的悲悯之情。这博大的，完全没有偏见的，淡淡的无形之爱无声地影响着周围的人，令罪人在他面前也不觉羞惭。就像孩子绝不会因为在慈爱的父母面前露出生殖器而羞愧一样，你也绝不会因为在他面前自然地表现出弱点而羞愧。尽管他从来没有对你说过关于你的弱点和问题，但他是如此这般的深湛和平静，当你靠近他时，自然就会照出自己的影子，清清楚楚地知道，自己还有哪些丑陋。

到了这样的高度，他的存在就是一种治疗！一切的流派一切的技术都隐退了，只有这化育万物的精神存在……

身不能至，心美之！

常用心理测验量表工具目录

人格测试量表	艾森克个性问卷（EPQ）
	卡特尔 16 项个性因素测试 (16PF)
	气质测试
	性向测试
	明尼苏达（MMPI）多相人格测试
	心境投射测验
智力测试量表	韦氏智力测验（儿童）
	韦氏智力测验（成人）
	画人智力测验
	瑞文智力测验
	比奈—西蒙智力测验
	幼儿智力测验
	斯坦福—比奈测验
心理健康量表	90 症状清单（SCL—90）
	康奈尔医学指数 (CPI)
	抑郁状态量表
	焦虑自评量表
	简明精神病量表
	社会功能缺陷评定量表
心理状态测量量表	成人人际关系量表
	成人心理压力量表
	生活事件量表 (LES)
	心理适应性量表
	社会支持问卷
	心理年龄量表
	社会适应能力量表
	防御方式问卷 (DSQ)
	情商（EQ）测试
学生心理专用量表	提高学习能力因素诊断测验
	小学生心理健康综合测量量表
	学习障碍的鉴别
	中学生心理健康综合测量
	中学生学习态度与态度测验

人力资源管理量表	职业能力倾向测试
	社会适应能力诊断量表
	心理发展状态测验
	行动潜力测验
	个人风格测评问卷
	员工健康状况测评
	员工素质测评
	工作环境测评量表
	职业满意度量表
	人力资源管理能力测评
	成功商数测试
	霍兰德职业兴趣量表
婚恋测试量表	婚姻质量测试
	婚姻心理控制源量表
	艾森克性心理健康测验
	恋爱方式测验
	夫妻生活健康测验
	婚姻安全界线检测问卷
儿童用心理测验与量表	Achenbach 儿童行为量表 (CBCL)
	RUTTER 儿童行为问卷
	父母养育方式评价量表
	亲子关系与父母角色测量量表
	亲子关系诊断测验
	托马斯婴儿气质问卷
	儿童韦氏智力测验
	问题行为早期发现测验
	幼儿智力测验量表
	康纳尔父母量表 (CONNERS)

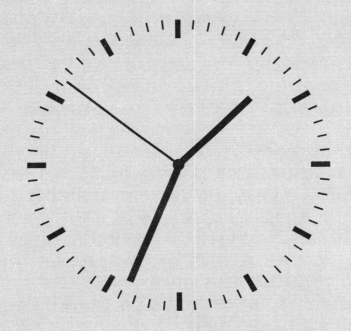

第六章

晋升途中——随前辈们前行

没有人一开始就会成为心理咨询大师或者心理学专家，同其他行业一样，更多的人都是经历了一段艰难的努力与修炼而成就了自己的前程。成功虽然一部分来源于机遇，但在更大程度上，与自身的储备和努力有很大的关系。

有句话一直以来都在被人们流传："与谁同行，你才会成为谁。"其实在我看来，却不是这样，我用我20多年闯荡职场的经历把这句话彻底颠覆了，真的应该是："你是谁，才会与谁同行"。在职场场中，只有你自己逐渐优秀了，才会有更多的人成为你的"伙伴。"所以，在没成功前，我们除了学知识，更应该向前辈们学经验。沿着成功者的足迹走，会让我们的成长更快一些。本章中，我就给大家介绍几位正在默默成长的心理咨询师，希望他（她）们的成长能带给你书本直至之外的收获。

我先给大家展示一下曾与我同一个单位工作过的师姐的成长故事，因为普通人更能让大家缩短心理上的差距。

一、当红心理专家王建一：精彩的自己，是这样炼成的

学过心理咨询就能在心理领域做到优秀的真的不多，尤其是依靠自己的不断修炼而把心理学做成了自己的事业。我的师姐——当红心理学家王建一，就是这样一位在不断的修炼中成长起来的知名心理专家。

提到心理专家王建一，喜好看电视的人一定不会陌生，因为她是著名心理专家——中国科学院心理研究所 EAP 签约咨询师、心理测量师；北京电视台《谁在说》《选择》栏目签约心理专家、CCTV 热线 12 心理专家；国家二级心理咨询师。并在中央电视台、中国教育电视台、省市卫视多档节目出任心理专业嘉宾。她有着 10 余年职场与婚姻家庭心理工作职业生涯，被誉为职场、情场心理问题"双场专家"。作为女人，她是成功的，不仅

事业获得了成功，家庭也收获了幸福。作为心理领域从业者，她更是成功的，因为她走出了条自己独特的路。那么，她是如何做到的呢？为此，《食品界》杂志社的记者陈之秀曾专程采访过她。

（一）自幼就是一颗优秀的苗子

1961 年 11 月 9 日，王建一出生在一个地道的老北京家庭，上有一个姐姐。在她十一个月时，由于父母下放到外地，她便跟着爷爷奶奶一起生活。直到八岁上小学二年级时，父母回京，她才重新回到了父母身边生活。

从小学到高中，王建一成绩一直保持优秀，16 岁就发表诗歌，因此在考大学时，她希望能上中文或者新闻专业。没有想到，1979 年高考的时候，她因几分之差落榜。而落榜的原因，竟然是语文没有考好，将作文的"缩写"审题失误写成了"改写"。要知道，语文是王建一的强项，甚至班主任去有关部门查高考卷子，都认为王建一一定能考过。然而，命运有时是会跟人开玩笑的。

高考的失败，并没有打败王建一。在父亲的鼓励下，王建一继续努力学习，各科尽量保持平衡。功夫不负有心人，在 1980 年的高考中，她拿到了那张梦寐以求的大学录取通知书，但在选择专业时，王建一所喜欢的专业受到了母亲的阻止。

在那个特殊的年代，王建一的父亲被视为"苏修分子"，下放到了外地，家庭受到了冲击。出于爱护女儿的本能，母亲不希望王建一学文，一心希望女儿跟她一样，学财会专业，以后也从事会计工作，务实点儿。同时，也希望王建一读家门口的首经贸大学，守着家，近点儿。王建一听从了母亲的建议，选择了首经贸大学。那时的财会专业属于二本类，由于她高考分数较高，被一本的工业经济系录走，学习企业管理专业。第一年是基础知识，由于初、高中学的法语，大学时改学英语，工业经济系中又有机械制造、电工原理、线性规划……，这让王建一有些接受不了，毕竟不是自己喜欢的专业。有时她也难免对母亲抱怨，母亲总说，你学的这个专业好，是当厂长的料！

既然选择了，就得坚持！然而，埋藏在心中的文学种子却愈益萌发。1981 年，王建一选修了中国社科院文学所的中文专业课程。为了平衡两个学校的两个专业课程，她每晚给每一个专业各用三个小时时间学习，这样的强度是一般人难以承受的。毕业时王建一居然报考了中国社会科学院当代文学研究所的研究生，由于全国只招 1 名，王建一——一名非中文专业的应届毕业生落榜了，开始走向社会。

（二）理想就是人生的奋斗目标

走出校门后，王建一被分配进了北京市建材局，正式成为了一名公职人员。对于这样的工作，不少人打心眼里喜欢。但王建一不！工作一年半后，她选择了离开，她要去完成她未了的文学、记者梦。为了这个梦想，她甚至放弃了公派留学去瑞士的机会。

有梦就要圆！放在王建一身上再适合不过了。她顺利地调到北京工人杂志社。王建一说："当时最想去北京日报，由于非新闻专业毕业，所以没去成！"记者工作的历练，使王建一迅速成长。在北京工人杂志社工作的近七年时间，她三次获得国家新闻奖。北京工人杂志社隶属于北京市总工会，工会同时创办了北京工人报，后来更名为劳动午报。

七年了，她觉得工作事业应该迈向更高的层次，她去了中旅集团的官方杂志——《中旅之窗》，后来更名为《旅行家》杂志。在那里工作一年后，她希望走出国门看看外面的世界。当她得到新加坡《联合早报》的招聘信息后，就去新加坡参加笔试、面试。由于没有新加坡国籍，不具备做正式记者的资格，报社为她开辟了专栏，专门向新加坡读者介绍中国大陆的改革开放，以经济的眼光介绍中国大陆的情况。在那一年，她与《联合早报》首席评论员张丛兴先生合集出版了《诗海萍缘》。

王建一去了新加坡，而她的丈夫当时在日本工作，幼小的女儿只得交给姥姥、姥爷带着。人是走了，但心里却有千千结，她放心不下女儿，在那里工作一段后，因为不想让自小离开母亲的情况重新出现在自己女儿身上，她选择了回国。

一切又得重新开始。选择喜欢而熟悉的职业是成功的保障。王建一还是选择了做媒体人，她去了新创办的《中国市场经济报》并任策划部主任。中国市场经济报是中央党校主管的报纸，后来由于经费跟不上，导致报纸停办。无奈之下，一些同事陆陆续续地走了，王建一也走出了工作两年的单位，转而去了《北京人才市场报》，被安排在人力资源版。《北京人才市场报》在当时的报摊上销售得非常火。

工作的起落总是让人难以捉摸。王建一由北京地方单位辗转到中央单位，几经周折又回了地方单位，在心理上的落差还是有的，但很快她就调整好了自己，只有把工作干好，才是正道！

在负责人力资源版的过程中，她接触到了不少 HR 经理，外企的 HRD 建议应该把人力资源版办成职场心理版。在创办这个版之前，王建一觉得自己应该去学习一些心理学方面的知识，于是去北师大心理学院读了在职研究生，所学专业为教育心理学心理咨询方向。

王建一所有的人生转折甚至挫折，对她后来学习心理学，从事心理工作都起到了关键性的作用。

（三）在不断的努力中，她成就了精彩的自己

有些人注定是为梦想而生的。王建一就属于这类人。她总在为自己的人生找寻什么，那或许就是所谓的理想吧。究竟什么是理想呢？理想，其实是个抽象的东西，既看不见，也摸不着，那是跟着内心的感受在行走的。

在不停的工作转换中，王建一始终没有丢下自己的笔去记录，用自己的心去感悟，用行动去践行。

2006 年，王建一看北京电视台的《生活广角》栏目，她认为整个栏目做得不错，看着上面的专家点评，她认为自己也行，于是抱着试试看的态度给栏目组制片人去了电话，结果一试成功。这也是王建一从平面媒体转身进入电视媒体的开始。到了电视媒体后，王建一成了家喻户晓的人物，由最初的一档节目，到后来的多档节目。

正当她在心理咨询的道路上风生水起的时候，她重新打破了自己工作上的平静，在 53 岁的时候离开了稳定的事业单位，毅然全力以赴去做能帮助大众心理健康的心理咨询行业，并以此作为了自己职业生涯最后一个阶段的事业。这在很多人看来是非常艰难的抉择，但是，王建一思考的是，自己一定要在所学领域对社会有所贡献，不想按部就班地游走人生准备退休后的生活，而是"要做一个更加优秀的自己"，是强烈的责任感和对心理咨询事业的热爱激发了她打破现状的勇气。随后她又做了自己的独立工作室，心理咨询的范围也从职场慢慢涉及到了婚姻、家庭、爱情等广受大众关注的话题。王建一的职业心理咨询师的路，在越做越宽。

生活就是这样，往往有些东西，会得失参半。从心理学讲，遗憾，也许是一个人成长的"心灵鸡汤"。要不然，王建一怎会从经济、文学、新闻的角度转为从心理的角度看待人和事呢！这些都最终成为她的财富。

用心、专业、尽责的王建一，在工作中恪尽职守，无论是电视节目的录制、企业讲座，还是在她的心理工作室接待每位来访者都是认真负责的。习惯记录的她，陆续将一些分析、感悟、经验、心得等写下来，整理成册，出版成书，比如《建一对话女孩》《停下来享受美丽》《身体向左，爱情向右》《建一说职场》《爱·问王建一》等。

如今的王建一是成功的，但她笑称，成功只是一种不断的积累。脚踏实地工作，认认真真做事的同时，也需要对梦想的不停追求。转眼20多年过去了，王建一也由最初的普通职员成了当红的心理专家，给她自己的人生交出了精彩的答卷。

并且，王建一还培养出了一个优秀的女儿——韩晴。女儿延续了王建一热心助人的性格，也考取了国家二级心理咨询师证书，紧跟母亲的脚步，在自己喜欢的心理学领域默默深耕着。

想取经，可以请教王建一老师：

> **职场导师：** 正向王建一师姐所说："成功只是一种不断的积累。脚踏实地工作，认认真真做事的同时，也需要对梦想的不停追求。"作为当红心理咨询专家，她成名也依旧沿袭着自己的优秀习惯，不停地探索、学习。这让她从一个母亲的角度，默默影响到了自己的女儿。

案例故事一则

从"助己"到"助人"，我走过了十个春秋
——个体心理咨询师宇光老师回忆录

编者注： 忙碌的宇光老师是我的一位同修同学，每天除了接待咨询，就是被邀请到大学、机构去做团体辅导。我希望她能将自己的成长经历讲出来，给考完证后正在路上寻觅方向的持证咨询师们做成长的启迪。非常认真的宇光老师，经不住我连续轰炸的约稿，终于在一个咨询结束的午后，连夜写完了她自己的故事。

送走今天最后一位来访者，推开门，已是夜色阑珊。来访者诚挚的感谢

道："宇光老师谢谢你，你不仅仅帮了孩子，你是救了我们全家啊。"

北京的春天乍暖还寒，微凉的夜风吹拂着脸庞，来访者的这句话仿佛将我带回十年前的春天。

在那个春天里，我发现自己竟然无法和年幼的孩子顺畅地交流了。每天回到家中，永远会发生这样的情形：作业做不完，考试不合格，同学来告状……我使出了十八般武艺，仍然无法让孩子的状况改善。于是，每天晚上，家里总是充斥着斥责声、哭泣声、摔打声……我感到生活中少了欢乐，缺了和谐。先生回家就皱眉，孩子见我就想跑。我怎么把日子过成这个样子了呢？

我在苦海中挣扎，亲戚们见了也很心疼。有亲戚建议我学学心理学，据说可以找到调教孩子的方法。我一听，兴趣大增，马上打听怎么学习。当时的心理学还没有普及到现在的程度，学习的途径也不多。考取心理咨询师证书是一个途径。于是我加入了考证大军。考试的过程是辛苦的，也是收获满满的。我从一个心理学的门外汉，逐步了解心理学的基础理论知识，了解了如何开展心理咨询工作，了解了诸多的心理学技术。利用实习的机会，我将学习到的理论知识逐步应用到来访者身上。当时我接待的多是成人来访者，出现情绪行为异常表现的时间不长，程度不重，大多 1～2 次就有了很大缓解。看到他们的缓解，我体会到助人的愉快。但同时，我内心最想解决的问题似乎没有解决，那就是到底如何调整我和孩子之间的问题呢？我看了那么多儿童心理研究的书，好像也掌握了不少如何纠正孩子不良行为的方法、妙招，可是这些妙招在我孩子身上似乎没什么作用，孩子的情况没有多大变化，这让我感到非常困惑，问题出在哪里了呢？

我重新启程，开始探索青少年成长的奥秘。我参加系统的家庭治疗培训、青少年抗挫力培训、创伤治疗培训，接受专家的督导……我终于明白了，孩子的问题只是表象，真正的根源在家长身上，在我自己的身上！我对孩子的期待，我在外面工作的烦恼，我对先生的不满——这一切都在积累我的情绪——烦躁、焦虑、紧张。当我带着这些情绪去面对孩子时，他的问题很容易被我放大，激化情绪，直至爆发！我的爆发让孩子感到被打击，被自己最爱的妈妈否定、打击，是每个孩子最不愿看到的事情，所以他会反击，会用我的方法——吼叫、摔打来表达他的愤怒和委屈，而我此时只看到了一个"不懂事、会顶嘴"的孩子，我的情绪被再次激化、升级……一个恶性循环的亲子互动开始了，结果必定是两败俱伤。我会觉得孩子无可救药，孩子会觉得自己不再被妈妈所爱了，孩子会觉得自己很糟糕。带着这种糟糕的感觉，孩子开始又一天的学习，结果可想而知了。

经过系统的学习，我从自己开始调整。每天坚持静心，反思和自我分析。不带批判地觉察自己，了解自己，理解自己，让自己卸下情绪的包袱。当我可以尝试放松一些去处理工作中的不愉快，我在工作中受挫的感觉降低了，回家的步伐也没有那么沉重了；我开始调整和先生之间的关系，找各种机会和先生单独相处，一起散步、运动，回忆曾经的快乐，探讨如何共同解决眼前的问题。我发现，夫妻间有非常多的共同想法，也存在着很大误解。只有当我们可以平静地面对问题时，误会才可能被化解，而不是越积越深。

当我和先生可以带着平静的状态回到家中时，孩子感受到的是和谐与宁静，他就可以放下心来和我们交流了。

孩子还是会有差强人意的行为表现，但我已经能够平静地看待这些问题了。我带领孩子一起静心，先生和孩子一起运动、谈心，孩子逐渐可以对我们敞开心扉了。孩子表达得越多，我越能够理解孩子行为背后的需求。孩子对自己也是有期待的，当他无法达到那个目标期待时，最失落的是他自己，他会因此而自责，看低自己。作为妈妈，我需要做的是陪着他度过难过和伤心的阶段，引导他从努力的过程中找到自己的收获，向着目标多前进一步。在这样的过程中，我们一家人的情感越来越紧密，带着自信和努力认真度过每一天。虽然风雨仍然会袭来，但我们在生活中可以体会到更多的幸福与快乐。

我将自己几年来学到的知识和实践应用的积累，应用到帮助更多有类似情形的家庭中，帮助孩子解决行为问题，帮助所有家庭成员改善情绪，让每个人都在家庭中感到温暖和力量，在家的港湾里加油休整，更好地应对学习生活的各种问题。让每个孩子都可以觉察自己，提升自己，成就自己！

希望沟通的，可以扫进去与宇光老师交流。

> **职场导师：**宇光老师走过的路，其实会是众多考完资格证后，大家要走的路。在这条路上，考证只是通关证，更多的修炼，是在路上。

> **职场导师：**在职业生涯的道路上，每一条路都可能会成功，关键不在于你是否选择的是一份成功的职业，而是你在所在职业的努力程度如何。巴甫洛夫的成功也是缘于他在本职工作上的成功。有时候，你的职业已经为你打好了基础，拾阶而上，或许是最好的选择。

上面我给大家讲述和展示了当红心理咨询专家王建一老师、活跃度很高的咨询师宇光老师的故事，接下来，我带大家走进更多前辈、以及在心理咨询领域走在比较前面的同行们。相信从他们的经历中，你一定会有更多的收获。

二、从乡村牧师的儿子到著名心理学家——巴甫洛夫

熟悉心理学的人都会知道巴甫洛夫，但是，他鲜为人知的经历却很少被人提及，行业内的人常说起的也就是他对心理学的贡献。

巴甫洛夫（1849—1936）是俄国一个乡村牧师的儿子，他在当地的神学院受教育，后来就读于彼得堡大学，专修动物生理学。1875年获得学位后，成为医学院生理学的高级研究生，后来又出国去深造，与当时最杰出的生理学家们一块儿从事研究。回国以后，巴甫洛夫任职于彼得堡军事医学院，他将全部身心都投入到了关于消化的研究上，并以其在消化方面的杰出研究而获得了1904年的诺贝尔奖。

与其他心理学家不一样的是，巴甫洛夫并不愿意做一名心理学家，相反，作为一名严谨的自然科学家，巴甫洛夫十分反对当时的心理学，反对过分强调"心灵""意识"等看不见、摸不着的仅凭主观臆断推测而得的东西。他甚至威胁说，如果有谁胆敢在他的实验室里使用心理学术语，他将毫不留情地开枪将他击毙。然而，这样一个如此鄙视心理学的人，却在心理学研究方面作出了重大贡献——虽然那并不是他的初衷！

巴甫洛夫在心理学界的盛名首先是由于他关于条件反射的研究，而这种研究却始于他的老本行——消化研究。正是狗的消化研究实验将他推向了心理学研究领域，虽然在这一过程中他的内心也充满了激烈的斗争，但严谨的治学态度终于还是使他冒着被同行责难的威胁，将生理学研究引向了当时并不那么光彩的心理学领域。而后来，该项研究的成果——条件反射理论又被行为主义学派所吸收，并成为制约行为主义的最根本原则之一。

巴甫洛夫对心理学界的第二大贡献在于他对高级神经活动类型的划分，

而这同样始于他对狗的研究。他发现，有些狗对条件反射任务的反应方式和其他狗不一样，因而他开始对狗进行分类，后来又按同样的规律将人划分为4种类型，并和古希腊人提出的人的4种气质类型对应起来。由此，他又向心理学领域迈进了一步。

到老年的时候，巴甫洛夫对心理学的态度有了松动，他认为："只要心理学是为了探讨人的主观世界，自然就有理由存在下去。"但这并不表明他愿意把自己当作一位心理学家。直到弥留之际，他都念念不忘声称自己不是心理学家。但尽管如此，鉴于他对心理学领域的重大贡献，人们还是违背了他的"遗愿"，将他归入了心理学家的行列，并由于他对行为主义学派的重大影响而视其为行为主义学派的先驱。

后来，他的主要著作《心脏的传出神经》（1883）；《主要消化腺机能讲义》（1897）《消化腺作用》（1902）；《动物高级神经活动（行为）客观研究20年经验：条件反射》（1923）；《大脑两半球机能讲义》（1927）在心理学界广为流传。

三、从作家转到心理学家的斯金纳

B.F. 斯金纳（1904－1990）是行为主义学派最负盛名的代表人物，也是世界心理学史上最为著名的心理学家之一，直到今天，他的思想在心理学研究、教育和心理治疗中仍然被广为应用。

从作家梦转到心理学。斯金纳生于宾夕法尼亚州的一个小镇上，父亲是当地的律师。他从小就爱制作各种小玩艺，成为行为主义心理学家后，又发明并改造了很多动物实验的装置。在中学和大学期间，他曾立志当一名作家，并曾获得希腊文特别奖。他曾经试图进行文学创作，但很快，他就发现无论是自己还是其他作家对人的行为的理解都少得可怜，为了更深入地理解人的行为，他转向了心理学。

在哈佛大学攻读心理学硕士的时候，他受到了行为主义心理学的吸引，成为了一名地地道道的行为主义者，从此开始了他一生的心理学家生涯。他在华生等人的基础上向前迈进了一大步，提出了有别于巴甫洛夫的条件反射的另一种条件反射行为，并将二者做了区分，在此基础上提出了自己的行为主义理论——操作性条件反射理论。

卓越的研究成果。他长期致力于研究鸽子和老鼠的操作性条件反射行为，提出了"及时强化"的概念以及强化的时间规律，形成了自己的一套理论。

斯金纳还将操作性条件反射理论应用于对人的研究，他认为，人是没有尊严和自由的，人们作出某种行为，不做出某种行为，只取决于一个影响因素，那就是行为的后果。人并不能自由选择自己的行为，而是根据奖惩来决定自己以何种方式行动，因此，人既没有选择自己行为的自由，也没有任何的尊严，人和动物没有什么两样。

斯金纳还将自己的强化理论推广到教育心理学领域，他提出了一种新型的教育模式，并研制设计出了新型的教学机器。在他的领导之下，新教材开始编制，教学机器也在各大中学校广为应用，一时间在教育界掀起了一场轰轰烈烈的程序教学运动。

斯金纳在各个领域推销他的操作性条件反射理论。在心理治疗领域，他提出了塑造行为的行为矫正技术，不断地利用奖惩来塑造人们的行为，促使人们作出好的行为，改变不良行为。现在行为主义学派的行为矫正技术仍然在心理治疗领域广为应用。

不可磨灭的贡献。斯金纳还提出了自己对理想社会的设想，在其名著《沃尔登第二》一书中，他描述了一个理想的乌托邦似的社会。在这个社会中，孩子从诞生之日起，就通过强化来进行严格的行为形成训练，孩子们要被训练成具有合作精神和社交能力的人，所有的训练都是为了社会全体成员的利益和幸福。这本书在美国极受推崇，大学生们尤其热衷于阅读此书，在弗吉尼亚州，甚至还有人真正根据《沃尔登第二》的模式建立起了一个公社。

> **职场导师：**斯金纳在美国公众中的名声远比在心理学界的名声大得多。一位崇拜者写道："（斯金纳）是一个神话中的著名人物……科学家英雄，普洛米休斯式的播火者，技艺高超的技术专家……敢于打破偶像的人，不畏权威的人，他解放了我们的思想，从而脱离了古代的局限。"这些话虽然有些夸张，但斯金纳在心理学界的贡献仍然是不可磨灭的。

四、汪鸿波：警营心理咨询师的三个小故事

汪鸿波，女，武警辽宁总队政治部保卫处副团职干事，国家二级心理咨询师，沈阳市心理咨询师协会理事，总队"汪大姐"心理服务热线、"知心在线"网络服务室主持人。多年来，她深入部队讲解心理健康知识340多场，受教育官兵12万余人次。通过面对面、信件、电话和网络聊天等形式疏导

官兵各类心理问题 1300 余个，编辑了 12 万字的《心理疏导与预防犯罪》教育提纲等书籍。曾被武警部队表彰为"三八红旗手"。为此，解放军报上也曾刊登了她做心理咨询的小故事。

小故事一：前不久，武警大连市支队长海县中队举行周末联欢会。中队干部组织大家进行"击鼓传花"游戏，花停在谁手里，谁就要为战友们即兴表演节目。这时，坐在前排的新战士小张显得异常紧张，躲躲闪闪生怕"花落自家"。万万没想到，怕啥来啥，花瞬间传到了小张手里，鼓声戛然而止！小张无可奈何地站到台前，脸红得像猪肝，支支吾吾了半天，终究没能表演出像样的节目。从此，小张情绪低落，变得沉默寡言，对中队战友也产生了戒备心理，总觉得别人都在背后嘲笑他。

小张的情绪变化，引起了正在中队进行心理咨询服务的汪鸿波的关注。她随后了解到，小张自幼是个孤儿，性格内向，当兵后对干部骨干的言语原本就很在意。节目表演失败后，小张更感自卑，也变得更加自我封闭了。汪鸿波利用晚饭后的休息时间，主动找小张促膝谈心。

面对满怀戒心一言不发的小张，汪鸿波笑着告诉他，自己当新兵时也曾"掉过链子"，那会儿表演节目卡壳忘词，结果节目没演完自己就哭着跑下了台。似乎是相同经历的缘故，一句话拉近了两人的心理距离。小张慢慢打开了"话匣子"，倾吐起内心的烦恼。汪鸿波顺势发力，引导小张不要过分敏感，应当摆脱心理阴影，多和战友谈心交流。当小张倾诉自己是个孤儿，常常为连封家信都没有而自卑时，汪鸿波暗暗记在心里。此后，小张隔三岔五就会收到汪鸿波寄来的"家信"。渐渐地，小张摆脱了自卑心理，人也变得活泼开朗起来。

小故事二：锦州市支队三中队战士小王，是公认的训练场上的"小老虎"。前一个时期，在大队组织的军事会操比武中，小王曾连续 3 次获得第一名。屡创佳绩使小王的期望值更高，训练热情也不断攀升。前几天，大队又组织各中队进行会操。小王信心满怀地准备冲击"四连冠"，然而事与愿违，因为脚下打滑，结果在做擒敌动作时意外摔倒，与第一名失之交臂！"败走麦城"使小王的情绪一落千丈，满脑子都是滑倒时的片断，总爱向别人解释自己滑倒的原因。训练时注意力不集中，经常陷入深深自责之中。

感到无法排除心理苦恼的小王，主动登录总队"知心在线"聊天室向被称为"心灵鸡汤"的汪鸿波寻求帮助。汪鸿波分析认为，小王心理失衡，主要是自我定位太高，过于求全责备，心理认知错误导致的。在聊天室里，汪鸿波首先充分肯定了小王的训练成绩，告诉他能连续3次拿第一，已经证明了自己的成绩和实力。不能因为一次偶然失误就全盘否定自我。要选准参照系，合理确定奋斗目标。汪鸿波还帮助小王认真分析考核时滑倒的原因，引导小王从中看到自己头脑过热、考核准备不充分等原因，使小王逐步摆脱了失误的阴影，重新找回了自信。

小故事三：本溪市支队一中队战士小李，父母经营10多家餐饮连锁店，家里经济条件优越。小李从小过着养尊处优的生活，入伍后适应能力、自理能力很差，常常觉得部队太艰苦，特别是非常反感洗洗涮涮的事。前不久，他将穿脏的一堆衬衣衬裤打点成包，准备邮寄回家让母亲代劳。结果，被正在新训队指导工作的汪鸿波发现并及时制止了。

"心灵鸡汤"汪鸿波把小李的脏衣服洗涤干净，平平整整叠好后送还给他，并笑着对小李说："咱们革命军人要具备方方面面的能力素质啊！怎么能将脏衣服寄给母亲呢？母亲把你送到部队，一定是希望你在部队的大熔炉里得到锻炼，如果收到这样的'礼物'，她该多伤心失望啊！"汪鸿波一番入情入理的话，使小李羞愧地低下了头。以后，汪鸿波手把手地教小李学洗衣服，还开导他要破除洗洗补补是女人的事的旧观念，提高自理能力，做好生活小事。汪鸿波用生动事例告诉小李，越是困难、越是不感兴趣的事，越能磨练人的意志。这些话，使小李转变了态度，变得更勤快、节俭了。

笔者分析：这是一位典型的在部队工作中成长起来的心理咨询师，在自身的环境中，运用自己的特长结合自己喜欢的心理学知识，成为能帮别人排忧解难的一方"专家"。汪鸿波师是可以复制的，前提是一定要有辛勤的后期努力。

五、从家庭热线中成长的心理咨询师

"主持人，您好！我的女儿13岁，以前很温顺，可近段时间不学钢琴，老跟我唱反调，我不知该怎么办才好！""你的小孩正处于青春反抗期，她想追求更大的自由和自主性，做父母的要尊重孩子的主见，不能粗暴命令，要好好引导……"

11月2日19时，浙江省温岭市未成年人教育"心灵沟通工作室"启动。此后，每逢周一、三、五、六晚上，来自学校和医院的10名志愿者便通过网络、电话或聊天室，为青少年提供免费心理咨询。说起创办这个工作室的负责人叶志林，有着一段动人的故事。

偶然的事件，促进了他与心理咨询师的距离。

事情还得从 2000 年说起。

"喂，你在哪里？"在温岭市保安公司工作的叶志林给一位朋友打电话。朋友回答："我在四楼窗口，正想跳楼呢！"这不是玩笑，叶志林知道，这位朋友最近正同女朋友闹矛盾。于是急切地安慰说："你别急，我马上赶到。"

叶志林始终陪着这位朋友，听他倾诉与女朋友的事，直到他的心情安定下来，才松了一口气。在一个月的时间里，这位朋友相继 4 次打电话或发信息，都说要跳楼。每次收到这样的电话和信息，叶志林就放下所有的工作，立即赶过去安慰。

一个偶然的机会，叶志林从浙江省精神卫生办公室了解到，全省抑郁症发病率达 8%，有精神障碍的超过 17%。"听到这个数据后，我吓了一跳。想起那位要跳楼的朋友，我发现，这些患有精神抑郁症或倾向的人，他（她）们特别需要心理方面的健康引导。"

从此，叶志林迷上了心理学。他开始啃读普通心理学、发展心理学、社会心理学等书籍。去年上半年，他参加了浙江原野心理咨询师培训中心举办的培训班，读了 9 门心理学专业课，当年 8 月获得浙江省劳动和社会保障厅颁发的"心理咨询员"专业职业技能证书，继而获得国家劳动部颁发的"心理咨询员"证书。他不满足，再接再厉，今年 10 月，又获得劳动部颁发的"心理咨询师"资格证书，成为温岭市第一个由国家劳动部认证的"心理咨询师"。

为办心理热线，顶住了各方压力。

"拿到证书后，我就想能否利用晚上休息时间，开通一条心理健康咨询热线？我把想法告诉在温岭市一家中学当教师的女友，得到了女友的大力支持。"叶志林说。他家人也特别支持，不仅在家里腾出一个固定场所，还特意再申请了一条专线电话。去年 8 月 9 日，温岭市首条个人开办的免费"青少年心理健康咨询热线"正式开通。

免费心理健康咨询电话放在叶志林的书房，每到热线开通时，他就准点进入工作岗位，热心为来电者服务。

对这件事，社会上和亲朋好友中也传出不同声音。有同学劝他："你搞这个东西对自己没有一点儿好处，一是没钱赚，二是耗时间，三是在贴钱，四是没名声，还是别干算了。"有些人甚至说："叶志林疯了！""叶志林有神经病！"

为此，他想了几个不眠之夜。"不管人们怎么说，我做的是对的。社会需要，是我的最大快乐。"他还从许多素不相识的人在热线中敞开心扉、打开心结受到了鼓舞。"说我疯了也好，说我神经病也好，我不在意，因为我为那么多人解除了痛苦。"

引领一方人士的成长。

叶志林的家庭心理咨询热线开通后，已收到 400 余个心理咨询电话。不但有来自台州各县市，本省宁波、杭州、温州和舟山等 11 个地市的电话，还有来自广东、四川等地的电话。

一位姓童的女士说："我的女儿已 8 岁了，我认为对她非常了解，可是她常常抱怨妈妈不了解她，经常同我发生冲突。我们做家长的希望有为公众服务的心理咨询热线，家长无法给孩子满意答复时，希望孩子能从这里得到答复。"

在叶志林的影响下，温岭已涌现出一批业余心理咨询志愿者。在温岭市第三人民医院工作的莫小姐和在城区一所小学教书的妹妹同时利用业余时间苦学心理学知识，现都成为心理咨询志愿者。她说："维护青少年精神健康，是一项十分有意义的工作。"如今，在政府的支持下，叶志林已成为温岭市"心灵沟通工作室"的负责人。"社会需要心理咨询，政府重视精神世界服务，我感到由衷的高兴，更感到责任重大。"叶志林对未来充满了憧憬。而他的这些故事，也被写到了人民日报海外版上，他的付出有很大的收获。

> **职场导师：**"在人们的背后辛苦，帮助更多的人摆脱痛苦与烦恼。"这就是以叶志林为代表的心理热线服务者们的真实写照。心理热线的志愿者中，很多人会面临他所面临的问题，搭进时间与精力服务着需要的人们。但是，叶志林的成功同样也会出现在他们身上，这是必然的。

六、"半路出家"的心理咨询师

柔和的灯光、精致的摆饰、粉杏色的墙壁、淡绿花的窗帘、红色厚软的长椅、古铜纹路的茶几、表情搞笑的靠枕、无缝隙的隔音玻璃门……走进沈晨的心理咨询室，一种温馨如家的感觉让人惬意、放松。如此雅致的办公室就是 35 岁不到、持有国家注册心理咨询师资格的沈晨的工作室。

工作之余办起心理咨询。

今年将 35 岁的沈晨做心理咨询师是'半路出家'的。谈起自己创办心理咨询室的经历，很是感慨。10年前，沈晨在广东一所学院法学专业毕业后顺利地考入公务员队伍。修完清华大学的法学专业课程后，他发现自己对心理学这方面兴趣更浓厚，于是开始广泛阅读心理学方面的书籍，研究一些案例，有时身边亲人、朋友有任何心理困扰他都会帮忙分析。渐渐地，他萌发了租个写字楼办心理咨询室的想法。在家人的支持下，利用工作之余办起了心理咨询工作室。

沈晨认为，作为心理咨询师，自己只是一面镜子，要让求助者从我这里看到另一个真实的自己。所以，从创办到现在，来他咨询室咨询的以年轻人居多，学生也不少。他经常采取牵引、布置作业等办法来给求助者做心理治疗。"比如一个家庭问题的案例，阿甲在家里与家人发生口角，以致关系紧张。我要求她将情景重新描述，当她说出诅咒、凶狠的话语，发泄完时，我再一步步开导她，要她认识到刚刚所诅咒的情景实际上已经在她自己心里经历了一遍，是她自己给自己筑起了狭隘、自私的堡垒，是她自己在一步步疏离家人，我这么做的目的就是要她看到那个丑陋的'自己'，打开她的心灵枷锁，这对心理治疗是一种不错的激将法。"

做心理咨询，首先要让自己快乐起来。

做心理咨询，首先要让自己快乐起来，这在他的身上体现得很明显，说到生动处经常开怀大笑。沈晨认为，一个心理咨询师如果自己不快乐，那在做心理咨询时也会带给自己很大的精神压力。如果连自己都笑不出来，那么怎么引领别人进入开满鲜花的世界？大爱，不仅要感动自己，更要感动周围的人。

目前，能主动请求心理治疗的人很少，大多数人受传统观念束缚迈不出这一步，且心理问题的治愈率是很低的。因为语言、文字有局限性，当无法用这两样表达时，心理治疗就无法继续下去，有别于药物治疗，所以有人满意也有人不满意治疗的效果。

"对我来说，创业的经历是我不断地和自己博弈，让自己蜕变，让自己的境界上升的过程，做心理咨询师帮助人同时也是我不断完善自己，提高自己修养的过程。在资金允许的情况下，我会每星期抽一天做免费咨询，让更多有需要又无法支付咨询费的求助者也可以来感受一下心理治疗的效果。"沈晨说。

> **职场导师:** 一个沈晨，就是一个目前想独立创业的心理咨询师的写照。如今，心理咨询市场已经在朝着成熟的方向迈进，但是还需要过程，寂寞是可以坚持的。"一个心理咨询师如果自己不快乐，那在做心理咨询师也会带给自己很大得精神压力。"这很值得我们想做心理咨询为别人开拓心灵枷锁的人学习，因为这是必须具备的素质。

七、一位女心理咨询师的成长经历

心理咨询这个被很多人看作是现在及未来朝阳职业的行业已被很多人认识、了解及认可，到目前为止，仅正在学习及拿到心理咨询师资格证的人已经很多，但是有多少人真正能实现自己的梦想？确实不得而知。但不可否认的是，女性在这个特殊的服务领域优势还是非常明显的。下面我们来看看一位女性心理咨询师的成长经历。

失败的求职经历。

2003 年，湖南的王愉参加了心理咨询师培训并参加了国家第一批心理咨询师资格认证考试。2003 年，大家都知道是"非典"横行的一年，但是这并没有阻止王愉及同学们的学习热情。尽管学校当时为了避免"非典"传播给同学们放了假，但是王愉到现在还记得当时有很多同学都想留在学校学习的渴望。

在家里，王愉不断地学习与等待，终于到了参加国家统一考试的日子。王愉与其他同学一样充满着激动与兴奋，也就是从这时开如，王愉开始了她一生的职业生涯。

自从在考场下来，王愉便在长沙开始了她的工作历程。因为知道自己所掌握的知识和技能有限，所以很想找个实习的单位，于是王愉想到了医院和学校。

骑着一辆旧自行车，王愉大街小巷地转悠。她把目光首先瞄准了大医院。王愉认为，越是大医院，对于心理咨询可能越重视。为了给自己壮胆，她先去查看了一下地理位置。翌日，王可志忐忑不安地叩开了心理咨询科的门，一位大夫在值班，几乎没有病号。王愉多么希望幸运女神青睐她一次，让她成功入主呵。她说，我是学心理咨询的，你们需要工作人员吗？大夫抬头看看王愉，"不需要"。王愉急切地追问："那实习呢？""没有先例。"退到门外，王愉的心有种被揪疼的感觉。

紧接着，王愉把目光对准了其他几所大医院……得到最多的回答是"没有先例"。虽然有的医院设立了心理科，但重视的程度远远不够。对于当时的长沙而言，这还是一个相对陌生的领域。王愉一腔热血连遭盆浇，她心里好失落。3天的时间，王愉没有从这些大医院找到属于自己的那把座椅，她想，既然此路不通，就想别的途径吧。出乎王愉意料的是，就连不少小医院都拒绝了她。

艰难的业务开拓。

10多天后，当王愉不报希望地走进一所小医院，谈了自己的想法后，院长被感动了。他说："一看你就是个穷学生，看你对事业的这份执著，我给你提供一间办公室，你来做好了。"

当天，王愉认真而又虔诚地与医院签下了合作协议。当时，王愉有点儿想落泪的冲动，因为自己感受到了人间的温暖，也看到了这个行业的发展前程。

到医院时，王愉把办公室布置妥当，在窗台上摆放了几盆绿色植物，翌日即开张营业了。可是，这个小小的科室会有患者吗？王愉的疑虑被验证了，整整一日，医院里人来人往，她的心理科竟然没有一下叩门声，就连走错了科室探进脑袋询问的人也没有。18时，下班的时间到了，王愉依然独守空房。孤独，异常的孤独。

终于在第三天，奇迹出现，王愉迎来了她的第一位病人。上午9点多钟，一位三十五六岁的女子神情沮丧地叩开了办公室的门，一口气诉说了2个多小时关于她婚姻中的委屈和不幸。在女子恶劣情绪宣泄的过程中，王愉寻找着问题症结的蛛丝马迹与解决途径。王愉建议女子要学会有效地沟通，不要老是埋怨丈夫，要学会温暖对方。听着王愉指点迷津，女子频频点头，临走，女子的心情明显好转，她说了声"谢谢"。

第一次咨询，王愉得到了100元的报酬，非常满足，这也意味着她从此正式开始了心理咨询的历程。其实，王愉满足的，不仅仅是钱的问题，而是帮助他人的成就感，那句"谢谢"胜过千金，就是病人真诚的谢意让王愉在心灰意冷的日子里看到了一丝光明。此后，病人陆续前来，她更坚定了走心理咨询之路的信心。

2006年8月，王愉的心理咨询事业步入正轨，网络时代激发了她创建宣传窗口的想法。为了体现自己的实力，王愉的樱飞心理网正式运营。目前，经过改版后，该心理网的点击率在同类网站中排名第一。

随后，她自己的心理咨询中心宣告成立，又有了10多名专业心理咨询师加盟，中心整体实力大大增强，咨询者不断，热线电话火爆。到目前为止，她自己的心理咨询工作室已有心理咨询师近200人，现在王愉和她的同事们一如继往地做着她们衷爱的心理咨询工作，因为这份工作会把爱洒向人间，这对促进改善人们的生活质量，促进社会和谐起着至关重要的作用。

职场导师：一步一步走过来的王愉，既体验了创业的艰辛，又有了开拓的收获，坚持就是收获在她身上体现得淋漓尽致。或许很多想做心理咨询师的人都会梦想自己能够用所学去帮助人，但是，你自己的坚持能持久吗？因为有时候，持久的坚持才能战胜自己，在带给自己收获的同时才能真正帮助别人。

八、北京第一家个人心理咨询室的故事

在华夏心理网上，活跃着一位男性心理咨询师，因为他在同业内的贡献，华夏把他的成长作为与大家共勉的榜样。下面就是在华夏心理网上看到的关于这位心理咨询师在心理咨询方面的故事。

2005年8月，北京有了第一家合法个人心理咨询工作室——北京心理咨询师毕建文心理咨询工作室。创办者毕建文从事心理学相关工作已经近二十年了，也许是因为天生有一种先行者的气质，在个人心理咨询工作室这种形式还远未被大家理解和接受的时候，毕建文成了探路人，通过自己的尝试和努力，引发人们对心理咨询观念和商业模式创新的思考。

靠心理学走出职业瓶颈。

年过不惑的毕建文原就职于教育系统，从事教育心理学的教学工作。在工作中，他发现每个班都有那么几名学生，学习成绩差、行为方面存在种种问题，老师想尽办法引导他们、教育他们都收效甚微。久而久之，这一类的学生就被大家称为"双差生"，放弃不管了。这种现象令毕建文痛心，也引起了他的思考。究竟是什么原因让这些学生怎么教也教不好呢？原本就具有心理学知识基础的他开始向心理学寻求答案。通过心理学，很多毕建文原本解不开的死结解开了。他意识到，很多所谓的"双差生"都有一定的心理方面的问题，仅仅通过一般的教育方法并不能够解决他们的问题。也就是从此，毕建文走上了专业心理咨询的道路。

毕建文曾经帮助过这类孩子：他们学习成绩差，屡次留级，家长动辄被

老师请到学校"做客"。家长时常陪读到深夜，可是成绩少见起色，付出收效甚微。孩子、家长都苦不堪言。对此，毕建文通过心理测查等手段，寻找孩子存在问题的原因，并在条件允许时给孩子做相关的心理治疗。就这样，毕建文逐渐地把心理学知识和方法应用到日常工作中，为家长、老师提供指导、帮助和建议，帮助他们了解孩子的心理现状，分析造成学习、教育困难的原因，提供科学的因材施教的方法及措施。

同时，毕建文自己也在和心理学的"亲密接触"中获益良多。"这种变化是积累的，多年的。"毕建文说，"我这个人本来比较封闭、自我、保守，心理学让我变得开放。对于家庭、子女教育、人际关系和个人成长都有很大的帮助。这么说吧，我每一天都感觉到成长。"

毕建文在日常工作、生活中所听到的、看到的、感觉到的关于心理学的一切，坚定了他从事心理学工作的决心。1988年，毕建文开始进行心理学教学工作，先后多次讲授和辅导心理学课程，并开始接触心理咨询领域的相关工作。接下来的几年里，毕建文不断地参加各类心理咨询培训，取得了中国心理卫生协会心理评估专业委员会颁发的心理测验资格证书和中国社会科学院心理研究所心理学函授大学心理咨询与心理治疗专业大专毕业证书。2002年，毕建文参加了华夏心理教育中心的首期心理咨询师职业资格培训，取得了培训合格证书。

办工作室，痛并快乐着。

2005年8月，毕建文开办了北京第一家合法的个人心理咨询工作室。在这之前，北京市工商局还从未颁发过个人心理咨询工作室的营业执照。可以想象，毕建文克服了多少困难才开拓出今日的局面。谈到成立个人心理诊所的初衷，毕建文说："这是为了避免机构里的扯皮，避免去迁就别人的想法。我想按照自己的想法来做心理咨询，而大的机构管理起来又会牵扯精力，所以就想到了要开办一个心理诊所。这样，我能够专注于个体咨询，能够在第一线解决求助者的问题，这些才是我最愿意做的。"

目前，心理咨询在中国的发展才刚刚起步，个人心理诊所的困难不少。老百姓还没有认识到心理咨询的重要性，或者是对心理学只有一个感性的认识，要让人们掏出钱来做心理咨询，还是很困难的。另外，很多客户对个人心理诊所这种形式不理解，很多时候都会选择挂牌专家很多的大机构。这种情况下，国内很多心理咨询机构都在勉强维持，心理咨询师甚至要过得很苦。对于这些他人看来压死人的困境，毕建文有一种特别的从容和淡定。他相信，随着我国物质经济水平的提高，心理咨询师将是最具潜力的职业。

　　毕建文表示，现在在物质生活方面，人们已经在享受着现代科技和社会进步带来的高效、便利与舒适，如高级服装、精美食品、舒适的住宅、多样化的娱乐。然而我们当中很多人的心灵，至今还在"人迹未至"的蛮荒状态挣扎煎熬。毕建文一直希望能够尽自己的一份力量，促进人们对自我心理健康的关注，享受幸福美好的人生。

　　这些年，投资行为越来越多的参与到人们的经济生活中。人们把钱用来做生意、炒股票、买基金，或者花在自己和子女的教育上面，这些都是投资。但是，哪种投资的回报率最高呢？毕建文认为，对人心理健康的投资是效益最大的投资。心理健康是最基本、最核心的健康。只有心理健康，才能身体健康。只有身心健康，才能更好地投入到生活、工作中去。

　　为了更好地普及心理咨询、更多地帮助求助者，毕建文的心理咨询工作室同时开展了当面心理咨询服务和网上电子邮件心理咨询服务，同时也是我国最大的心理咨询师认证培训单位——华夏心理教育中心的合作机构，希望能够依托权威机构的优势，共同促进心理咨询行业的发展。他相信，心理咨询行业会越来越好，心理咨询师的发展会越来越好。对于未来，毕建文没有许下种种设想展望，只朴实地说了一句："努力往前走。"相信他会在心理咨询的路上越走越好。

九、中国国际 EAP 培训首席讲师布莱尔：我的 EAP 从业之路

　　布兰达·布莱尔 (Brenda Blair) 女士，是 EAP 伊利诺伊分会前主席，EAPA 妇女事务委员会创始主席，EACC 创始成员、前主席，美国著名组织心理咨询顾问和培训大师。她在 4 大洲提供 EAP 和工作生活平衡服务的 35 个公司里工作过，从事策略合作、财务管理和运营效率提升，为客户设计有文化适应性的项目。她具有丰富的国际 EAP 培训经验，专业听众对她的培训的赞美是：清晰、容易理解、非常实用。布莱尔女士在 1988 年得到了 EAPA 历史上第一个年度杰出成员奖。

　　作为一个 EAP 领域的权威，布莱尔年轻时是如何规划到今天的职业的？在她获得 EAP 证书后的执业生涯中，有哪些体会和经验值得中国的 EAP 从业者和爱好者借鉴？发生在她身上的故事又是怎样的？布莱尔自己的感受颇值得大家欣赏。

　　毕业后，也曾对职业不确定。

　　布莱尔回忆：自己曾经也像许多人一样，有一个大学学位，对人感兴趣，

但同时也会对自己未来的职业发展有些不确定感。毕业后不久，我希望得到一些国际经验，所以我去了瑞士。

1975 年，我受雇于国际酒精和成瘾委员会，协助举办国际会议。这是一个入门级别的工作，因为那时我对这一话题一窍不通。在不同的国家，通过聆听专家演讲，我了解了酗酒的问题；除此以外，我还学到一件事情：酗酒及心理健康问题是一项重大的商业负担，会损害工作场所的和谐；同时，我也了解到，一些雇主正在设计 EAP 项目，以照顾自己的员工。

当我返回美国之后，我在医院找到一份工作，在治疗酗酒的部门上班。同样，在工作中我学到了许多。我看到一些员工来到医院接受治疗，因为他们的雇主鼓励甚至要求他们这样做。这些病人通常做得很好，健康得到强有力的恢复，因为他们得到了工作单位的支持。那时 EAP（员工帮助）的概念还是新的，我所在的医院决定进入这一新领域。

认真倾听每一个客户的声音。

我们的第一个合同是与一个政府机构签订的。我在州里到处旅行，帮助设计项目，对主管们进行培训等。我们很快认识到，每一个政府部门的需求是不一样的。想想看，高速公路部门与教育部门之间的差异有多大，负责收税的公务员与农业部门的农民之间的差异有多大。我们必须倾听每一组人员的声音，对项目进行客户化，以适应不同类型的需要。

因为 EAP 是新事物，许多问题对于我们来说都是"首次"。例如，当我们培训警察部门如何使用 EAP 时，我们了解到对于警员来说是需要携带枪支的。警官问我们，"如果警员因为严重的心理问题或酗酒，而向 EAP 寻求帮助，你如何确定他们携带枪支是否安全？如果他们做此类警察工作不安全，他们可以从事其他什么类型的警察工作，以便保住自己的职业饭碗？如果 EAP 是保密的，当一位警员已经不适合携带枪支、安全地执行任务时，你们会不会告诉我们？"今天，我们可以查询许多警察部门的 EAP 项目，可以找到相应的解决方案和程序，不过当时我们必须自己思考这一问题并向警察部门咨询。这个例子表明，预见问题、写下处理问题的指南、与雇主进行充分的沟通交流，是多么的重要。

另一个例子是，医院经理们表达了对于有心理健康问题的护士及医生的担心。"我们如何识别有问题的护士和医生？我们害怕侮辱了他们，因为他们是专业人士。但同时我们也担心有心理问题的医生或护士会犯错误，造成对病人的伤害。如果我们发现一位护士或医生在偷服病人的药，特别是止痛方面的成瘾药品，我们应该如何做？"同样，那时候我们并没有答案，所以只能考虑各种可能性，向其它的EAP项目进行咨询，询问医院的主管。今天，我们可以找到一些示范性政策，这些政策经过多年的认真试验，可以处理这些问题。不过，当年我们必须自己创立解决办法。

积极分享、积累经验十分重要。

有两件事情对于我早期在美国从事EAP业务很有帮助。

第一件事情是政府方面制订了一个推广EAP理念的项目，因为当时EAP对于雇主们来说是新的、不熟悉的事物。美国的每一个州（省）指定了两个人与雇主会面，讨论员工需求及解释EAP概念。当时，雇主们相信员工不应该带着个人问题来上班。这一观念可以表述为"把你的问题留在单位大门之外；不要把问题带到工作中来。"当时很难说服雇主，让他们认识到一位员工的健康（包括躯体和心理两方面）对于员工工作的成功及公司的成功是重要的。政府通过研讨会、教育推广项目、雇主大会等，帮助传播了EAP的思想。这有助于我们为不同的雇主实施项目。

我做过的最有价值的事情是，在我职业生涯的早期就参加了员工帮助专业协会（EAPA）。大家一起分享各自对困难问题和情形的想法，相互展示各自的书面政策，讨论市场推广策略，促进专业资格的确立，提供各种帮助和支持。当有人遇到不熟悉的情形，比如上面的例子，我们会一起讨论并提出建议；当一个人形成了培训主管的好办法时，其他人可以一起分享。通过这些方式，EAP执业能力与水平得到了持续的成长和发展。我从EAPA会员那里得到了如此多的帮助、指导和支持，直到今天，我仍然认为EAPA是分享经验的好地方。因此，我强烈建议你们在中国建立国际EAPA协会的网络和分支。

你可以做的另一件事情是，请有经验的人士分享他们关于"应该避免的错误"的建议。我曾经旁听过一次出色的小组交流，其间一些非常资深的EAP专业前辈们介绍了他们在EAP业务早期发生的一些事情，他们现在希望当初没有发生这些事情就好了。例如，一位专家谈到与保密性有关的错误，即不是有时说得太多，就是有时说得太少。他建议，应开发一个长期一致的程序，向雇主及每位前来咨询的来访者清楚交流这一程序，建立一个书面的EAP保密政策，然后执行这一政策，直到大家形成个人及职业纪律，直到每次都能正确处理为止。

享受先行者的快乐。

至于我的职业，我作为EAP经理为一个在几个州里拥有12000员工的政府部门工作了2年。接着在1983年，我开始了自己的咨询业务，帮助雇主、

EAP 公司及咨询师加深相互之间的了解，实施高质量的 EAP 项目。多年来，布莱尔咨询公司已经向大型跨国企业提供了 EAP 咨询，帮助许多小的 EAP 公司取得了成功，培训了成千的 EAP 专业人士，在不同的国家开展了业务。

亲爱的读者，希望上面的"我"的故事能够使你了解 EAP 工作令人兴奋的一面。作为中国崭新的 EAP 专业人士，我对你们的建议是享受作为先行者的快乐。你们在为其他人开辟道路；你们可以为讨论定调；你们可以设计项目，满足你所在城市及所服务的企业雇主的独特要求；你们可以为充满活力的职业打下基础，向雇主及其员工提供独特服务。

对我而言，从事 EAP 业务的回报是与许多杰出的 EAP 专业人士一起工作。多年来，我结识了许多人，他们的热情和精力丰富了我的生活——EAP 专业人士的专注与承诺，使大家成为出色的朋友。

亲爱的读者，我祝愿你们事业成功，有机会帮助他人，并与其他 EAP 专业人士建立联系。当我们见面时，我希望能够听到你们讲述自己的一些故事。

> **职场导师：**作为这一领域的领导者，她可以帮助员工们更加成功，从而帮助雇主更加成功。随着专业的成长，也可以建立强大的 EAP 事业，为自己提供有意义的职业和丰厚的收入。当在今后回首往事时，也会发现自己对于改进个人幸福、提高组织绩效、促进国家经济发展做出了贡献，这就是布莱尔的追求。沿着她的道路，大家能得到什么思考？

十、一位盲人心理咨询师

17 岁那年，姜晓燕因被化学药品溅入眼睛失明。24 岁她考上了长春大学特教学院，毕业后她回到青岛，在漳州路办了一家按摩中心。在工作中，姜晓燕发现很多残疾人有心理问题，心理困扰远远大于生理折磨，产生了当心理咨询师的想法。

2003 年 3 月，姜晓燕报名参加了心理咨询师培训课程的学习。当时所在的培训中心共有 96 名学员，别的同学可以做笔记，她只能靠耳朵听。她请人用扫描仪将课本和练习题上的字扫进电脑，然后用语音朗诵软件反复地听。别人用 1 个小时能掌握的知识，她至少要花 5 个小时。

"心理咨询需要一边实践一边学习，这一点很重要。"青岛也算是大城市了，但是心理咨询继续教育的工具书却也很难买到。从业后的姜晓燕经常会利用去北京的机会，到西单买大量的心理咨询书籍。汉字书不便于阅读，她又会花钱请人扫描到电脑里，重点的地方自己会标记出来，做读书笔记。

第一次做心理咨询的经历。

第一次做咨询，是在姜晓燕刚拿到国家心理咨询师职业资格证书不久。

如今回忆当时的情况，姜晓燕说："印象已经不是很清晰了，要不等我翻一翻咨询记录？""我隐约记得当时预约来咨询的是一名大三的学生，不认同自己的专业，屡次要求退学，但迫于种种的原因而无法实现，心情十分苦闷。"

"一个农村家庭培养孩子是多么的不易！退学对家庭将是最大的打击。当听完这名学生的叙述，在退与不退之间，我自己也出现了很大的冲突。然而，你知道的，一名心理咨询师最重要的是中立，是不能代替来访者做决定的。"

在那个"前无古人、后无来者"的尴尬时期，面对没有任何前人经验的借鉴，第一次做临床工作的姜晓燕感到了莫大的挑战，"我在做咨询之前，心里确实是没底的。首先，心理咨询这个工作操作性很强，专业定位很高；另外，心理咨询工作也要求咨询师注意到仪表、姿态等的。来访者是否会接纳一位盲人给自己做咨询？我有很大的顾虑！"

然而，姜晓燕有着足够理性的认识和解决之道。首先她采取了更深一步的交流，在感觉到了来访者的确有松动之后，她又利用自己所学的知识和生活体验，来访者很受触动，"感动得哭了"。

在这一过程中，姜晓燕强烈地感受到了个人价值的充分实现，"在我看来，盲人朋友从事心理咨询不要怕！我们只要给人们提供了他所需要的帮助，社会还是会接纳我们的。"

说到接纳，姜晓燕说自己是幸运的。几年来，国内心理咨询界的心理专家和心理咨询工作者自愿地为姜晓燕提供各种类型的支持，包括心理咨询师课程学习、个人成长、咨询技能辅导、技术督导等。面对好心人的关怀与支持，姜晓燕也懂得感恩，"这么多年来，我得到了其他的残疾人所没有的支持。心理咨询师国家职业资格鉴定专家委员会委员毕希名教授、青岛大学老师们的认同，学生的尊重与接纳……是你们给了我投入工作的信心与力量。"她呼吁"社会能给残疾人提供更多的平台与支持！"

第一个盲人心理咨询中心开业。

2007 年 12 月，在青岛区残联和各方人士的大力支持下，姜晓燕的心理咨询中心开业了。咨询中心未来计划将投入多部生物反馈治疗仪，以心理咨询与按摩相结合的方式，为身心有障碍的患者提供服务。"这将是国家新兴的尝试，也是我学心理咨询最终的目的——中医与心理学相结合。"

"开个心理诊所，跟中医结合起来，为残疾人服务"，是姜晓燕在 2004 年 6 月 7 日颁证仪式上接受记者采访时说的话。为了实现开办心理诊所的梦想，无论是当初学习的过程，还是在获证以后，姜晓燕都付出了许多。

说起自己的坚强与乐观，姜晓燕不讳言性格使然。"我认可的目标不会轻易放弃。"

"按摩工作需要很大的体力，随着年龄的增大，我可能不会再做按摩工作了，但我会选择单独做心理咨询，并将它作为我的终身职业。我就是这样处在不断的调整与发展状态中。在我看来，过程真的很重要，人要懂得用智慧和理性去经营过程。"

为了支持姜晓燕的学习与工作，平日里经营按摩诊所的丈夫也做了巨大的支持。"为了能让我在未来的心理诊所里顺利推展身心疗法，我的丈夫特别参加了 2006 年 9 月华夏心理举办的盲人心理咨询师培训，随后又在按摩诊所里尝试做了大量关于身心治疗的探索与实践性工作。在我的日常工作中，一些文字的整理、电脑技术等方面，我也会请他来做。真的很感谢他，没有他的话，我的发展也没有今天。"

密集的日常工作之余，为了尽快地提升咨询水平，姜晓燕坦言自己还是会看些中医、心理咨询方面的书籍，"心理咨询占据了我大部分的业余时间。就连最想学的音乐也都没有时间顾及。"

许多学习了心理咨询师课程的盲人朋友都很想向她取经，对此，姜晓燕表示："实际上，在我看来，学习心理咨询的最大意义在于：首先运用它来帮助自己。我们是残疾的，这在我们的一生中是一个消极的事件。如何接受这个消极的事件？如何将其转换成积极的因素？有了心理咨询知识的学习与积累，将会对我们有很大的帮助。我们要善于运用它们，它们可以增加我们的自信心，实现自身的价值。"

她就是这么做的。

　　职场导师：盲人做心理咨询非常不容易。不仅要在理论和技能等各个方面不断地学习与积累，还要付出比常人加倍的辛苦，一边学习，一边实践。还要时时"帮己"助人。要运用所学不断地完善、升华自己，增加自我力量，并通过自己努力寻找技术督导等方式实现持续的个人成长。但是，我们相信：成功就在不远处。

十一、医院中的心理科主任

　　大多数人认识李子勋，恐怕都是通过央视的一档夜间节目《心理访谈》。而荧屏下的李子勋是中日友好医院心理科的主任，从事心理治疗工作 15 年。如今不断攀升的收视率让他成了医院的"明星"大夫，每周的心理门诊都人满为患，挂不上号的人几乎把电话打爆……其实早在多年前，李子勋就成为电台、电视台多档心理节目的特邀专家，为一系列健康时尚杂志撰写稿件，并出版了多部解答心理疑难的专集。

　　那么，这个为众人解决心理病痛的人，是怎样步入这个领域，又是怎样看待心理咨询师这个角色的呢？

　　同科室女医生的自杀事件带给他很大的触动。

　　大学毕业后，李子勋从成都分配到了北京，进入中国医学科学院肿瘤医院，之后又调入中日友好医院。在中日友好医院做临床医生时，同科室女医生的自杀事件带给他很大的触动，并促使他开始涉足临床心理学。

　　"这个女医生才 25 岁，她的男朋友去美国后向她提出分手。我们的办公桌紧挨着，她总是问我，李医生他为什么要和我分手？有一段时间她老缠着我们几个男医生说话，我们为了避嫌就老躲着她。其实她患了重度抑郁，具有自杀倾向，缠着我们说话其实是想释放压力，但我们谁都没有意识到。"

　　让李子勋更加追悔莫及的是，女医生曾经向他询问服用什么药品能致人死亡，而她服毒自杀时选择的恰好就是自己提及的药品。

　　这一年，医院里自杀的医生护士达到四人，让院方感到非常吃惊。与此同时，卫生部要求各医院开设心理门诊，李子勋得知这个消息后，积极争取到培训机会，赴北大医学部六院进修心理学，最终成为当时心理科唯一的一名医生。

　　医院选择李子勋也不是没有原因，虽然那时他只是一个小小的住院大夫，但与病人却相处得非常融洽，深得信任。曾有一位比较神经质的女病人让院里的很多医生都感到头疼，一旦医生对她的态度有所转变，她就认为自己的病情又加重了。而面对李子勋的温和与耐心，女病人觉得自己的病情一天比一天好转，为了表示感谢，便四处写信表扬他。

李子勋觉得并不是自己的医术有多高明，而是天生共情能力比较好，对别人的痛苦能够感同身受。

"人的肌体有自我愈合的能力，医生的好态度能激发这种能力。如果一个病人接受一个医生，信赖他，病也会好得快，这些现象都属于心理学范畴。"

初入心理学领域时，他努力汲取。

初入心理学领域时，为了尽快成长，李子勋和身边的同仁建立起一支互助小组，进行自我体验和互相督导，帮助自己的心理能力成长。在互助小组上，李子勋与他人分享了自己与父亲关系的转变。

"我父亲是一个高度追求秩序和规则的人，而我自由散漫，两人一度冲突很多，在家里像陌生人似的。直到 16 岁，我去农场给下放的父亲送冬衣，看到他苍老的样子，我内心一下子感觉很痛。那天他也突然放下架子跟我说了很多知心话。他说对他严格是因为怕我惹祸，如果我出了事，他没有能力保护我……"

李子勋第一次感受到父亲的苛求下面掩藏着一颗挚爱孩子的心。从那以后，他从内心深处真正尊重和理解自己的父亲了，父子关系也由差异的争执转变为并存的互补。直到现在，父亲说什么他都认真倾听，即使自己并不认同，有时还会"装傻"。

小组的成员们向李子勋提出，对父亲的内疚让他不知不觉变成像父亲那样的人，表面易于亲近，其实一直保持人际关系中的距离，面对不同的观点不认可，也不去争执。这些都妨碍了他在咨询过程中与当事人建立深层次的治疗关系。同时，由于少年时期依恋母亲而排斥父亲，他在女性来访者面前容易获得安全感，有时会无意识地流露出亲密的情感，这虽然有助于形成良好的治疗关系，但在治疗的分离阶段却可能带给对方创伤感。

在互助小组得到的心理督导，引导李子勋平稳地走到今天。

德国心理专家为他打开一个新世界。

从事心理治疗 16 年来，尽管接受了行为认知治疗（催眠训练）、分析性心理治疗、系统性家庭治疗等一系列专业培训，李子勋却对系统性家庭治疗情有独钟，多年来致力于亲子关系、婚恋问题的探索和研究，并被圈内人评价为最优秀的家庭治疗师之一。对李子勋来说，这一切源于首届中德高级心理治疗师培训项目，是德国心理专家为他打开了一个全新的心理学世界。

1997 年，李子勋参加了首届中德高级心理治疗师的培训项目，成为系统家庭治疗小组的学员。在为期三年的培训中，来自德国的心理学专家带给李子勋先进、超前的心理学理论。

"心理咨询师帮助当事人的结果，有时会导致当事人的问题被固化和慢性化。因为一旦医生为当事人假定了一个构想，他就会去实现自己的假定，那么当事人就像被绑在了战车上，不得不沿着医生的假定前进。由于心理咨询师假定的是一种理想状态，在现实中并不一定对当事人有利，所以当事人反而成为陪心理咨询师实现理想的受害者。"

为了不让这个悖论产生，德国的系统家庭治疗专家发展了扰动理论，不强迫当事人应该怎么做，而是随着当事人情绪的流动不断地进行扰动。然而在十年前，人们并不十分理解这种思考。

"系统家庭治疗专家西蒙博士曾在杭州举办了第一届家庭治疗讲座，他举了一个自己治疗的例子。一个孩子得了某种心理疾病，他对孩子说，你这个病得的很好，改变了你的家庭现状，我建议你继续得下去。中国人感到不满，觉得他不但不同情生病的孩子，反而鼓励孩子不要把病治好。其实这就是反向扰动理论，一种高级的治疗技术，但当时的人们完全不懂。"

如今，这项看似荒谬的反向扰动技术经常被李子勋运用到治疗过程中。在德国老师的引导下，他放弃了对催眠和性学的兴趣，全身心投入心理学世界。在汲取了理论的精华之后，他感到自己好像一夜之间变成了高手。

十多年来的感悟。

李子勋钟爱自己的职业，10 多年来他每周都在自己的诊室里接待形形色色的家庭，对困扰家庭的种种问题了如指掌。孩子患了社交恐惧或强迫症，无法正常上学；青春期子女与父母出现敌对，甚至表现出暴力倾向；父母的过度控制造成孩子人格发展的幼稚化，依赖成性……来到诊所的父母们常常会遇到这样那样的难题，经过长年的摸索和积累，李子勋自有一套行之有效的解决方法。

他曾经为一名患强迫症的男孩进行治疗，却没有重复其他医生共同采取的与强迫症症状做斗争的方法，而是让家人和男孩看到症状的好处，甚至要求父母向儿子学习"做事有条理"，在一个月之内不把他当病人。一个月后，男孩的症状减少了，焦虑状态也完全消除。

对待出现暴力的孩子，因为了解到他们的防御性往往比较高，即使被拉到心理咨询师面前也不肯配合，李子勋首先改变的是他们的父母。他让父母意识到他们过去的教育方式尽管正确，但是无效，必须进行变通，采取能引起孩子正面改变的有效行为。

"比如儿子天天泡在网吧，父母阻止不了他的行为，但可以关心他的身体。妈妈为儿子准备一个塑料袋，里面放上零钱、水、饼干甚至毛巾、牙刷，再写下一张便条。儿子提着这个塑料袋去网吧时，他的脚步就会越来越沉重。这个塑料袋传递出父母关心儿子的信息。"

至于那些依赖性过强的孩子，李子勋反倒认为与其说孩子依恋母亲，不如说是母亲在依恋孩子，母亲应该首先交出权利，孩子才能够自主做决定。

李子勋说，心理问题其实主要是人在处理问题时，陷入了僵化的思维方式中。好的心理咨询师会让来访的当事人突然改变了对这个世界的看法，学习到一种更有效的观察问题和解决问题的方式，并将这个方式运用到生活中去。

> **职场导师：**在工作中成长，在学习中汲取，这是李子勋的写照。在现有的平台上努力成长与发挥，才是一个职场人的己任。相信李子勋的故事能给我们目前已经在职的心理学爱好者以启迪。

十二、由内科大夫到心理咨询师的转身

北京同仁医院，一袭洁白大褂，这足以表明赵梅的身份，临床心理科心理治疗师。

赵梅原来是一名内科医生。她说，在给病人治疗的过程中，发现他们除了躯体上的创伤，还会有心理上的创伤，"这种创伤更需要治疗"。于是她萌生了去读心理学的想法，先后选择去北大心理学系、中国科学院心理函授大学学习，一边工作一边把临床心理学读了下来，真正成了一名心理咨询师。

做心理治疗的过程，也是一种精神升华的过程。

赵梅是1990年开始正式做心理咨询师的，实现由"疗体"向"疗心"的转变。"其实，刚开始我很容易受外界的影响，有时候听着讲述者的痛苦经历，我也会莫名地心情沉重，而作为一名成熟的心理咨询师是不应该过多受到咨询者影响的。"后来赵梅接受了系统专业培训，学习精神分析，做自我体验和自我心理治疗。"单纯依靠书本知识是远远不够的，只有做自我体验才知道，其实你自己要整理自己的创伤。把自己治愈，才有资格

去治疗别人。"那时候国内心理治疗还没有这样的培训，1997年－1999年她参加中德心理治疗研究院举办的首届中德高级心理治疗师培训项目为期三年的学习。"随着学习知识，以及与病人沟通机会的增加，我开始理解自己为什么对心理学感兴趣。这一过程既是在疗救他人，也对我自己是莫大的帮助。"

赵梅的父亲在"文革"中由于家庭出身问题选择了离开人世。那时候她只有十岁左右的年纪，对此赵梅一直是遗憾的。"我觉得如果我爸爸活着，我会问他很多问题，我会帮助他，治愈他。"其实赵梅就治好过好几个自杀者和抑郁症的患者，他们现在都很好地生活着，其中有一个已经成为医学博士。"但是我就没能救我的父亲。"这种遗憾的感觉，赵梅还不时能体会得到。"不过现在这种痛苦感觉要少得多了，毕竟我是在用自己的工作帮助更多的人减少痛苦。"

同时，赵梅反对将心理咨询工作神化，"我们不是救世主，我只是通过自己的工作和他们一起走过暂时不太光明的心灵隧道。甚至有时候这个过程会很漫长。"如同她觉得接触残疾人心理20年和爷爷冥冥中的牵引不无关系，她觉得目前从事的心理理疗工作也是在实现父亲当年的遗愿。"实际上，做心理治疗的过程，到后来也是一种精神升华的过程。"

爱是会流动的。

在赵梅接触的心理案例中，有一件极为典型。一个从小在父亲打骂中长大的孩子，在自己做了母亲后，竟然以当年她受到的同样方式打孩子，而同时她内心却时时陷入自责当中。"从小形成的自卑感，让她在内心一直处于低自尊的状态，进而在她潜意识里就模仿爸爸，在无意识中习得的爸妈的处事方式和对待自己的方式，又在无意识中传递给了自己的孩子。"赵梅说，"越是缺乏父母爱的孩子，内心认同爸妈的地方会越多。这样就会形成恶性循环。"

赵梅说自己在处理和女儿的关系方面还算成功。她最自豪的是女儿一直以来就和自己说心里话，母女俩能够相互尊重内心的感受，进行对等的交流。她说自己是随着女儿的成长度过各个阶段，"认真听孩子说话，尊重孩子的心理，也及时地梳理自己的心理。"现在女儿在英伦留学，不仅能很好地自理生活，还能主动关爱他人。她不认为这是自己教育的结果，正如同她说自己的工作只是协助他人走出一段暂时不太光明的人生隧道，而绝不是什么精神导师。"爱是会流动的。父母子女之间可以传递，同事朋友也可以传递，这份爱就像一条河，流到许多人中间，她自己也就有了被爱的河流所包围的幸福。"

曾经研习过内科医学，如今又是有丰富临床经验的资深心理咨询师，赵梅在心理科专门开设了针对乳腺癌患者的心理咨询服务。医生是一个拯救苦难的职业，而在赵梅眼里，那些不幸患乳腺癌的女性，更是遭受着躯体和心灵的双重苦难。她总是能够站在患者的角度，反复推敲、制订和实施科学而人性化的治疗方案，为病人争取一切机会！"我们应该看到病人不是一部机器，医生也不是维修工，治疗的过程不是修理一个零部件，而是一次人与人的交流，一个人对另一个人的帮助和鼓励。"

> **职场导师：**医生的职业自阿赵梅眼中得到了"升华"。而"爱是可以流动的"也充分展现了这位女性心理咨询师的独特魅力。在心理咨询这个行业中，女性的优势在她身上体现得非常明显，但用心更是她能很快洞悉本行业的一大优势。

案例故事

心理咨询师的一天

很多人非常关心咨询师们的工作状态。常常问：他们在干什么呀？忙吗？周末也加班啊？其实他们这么问，是有原因的。一般情况下，觉得心理咨询师是一个神秘的群体，平时在报刊和电视网络上看过，但生活中几乎没见过，一般是心理问题已经造成生活危机，才会求助于他我们，才会揭开一层神秘的面纱。其实他们的工作像医生、律师一样，是很平常的，只是心理咨询行业在中国起步不久，还没有在中国普及，大众对心理咨询、心理健康认识不多，才造成这样的状况。下面是四川卓远心理咨询师晓青的自述：

我工作的一天

我们中心实行的是轮休制度，所以周末或假期，中心都会有人值班。不过通常只有一位，其他同事都休假了，我们之所以这样，是方便有些来访者时间不便，造成不能及时得到帮助。

早上8：00

上班，第一件事情，和搭档们问"早上好！"，给自己水杯泡好茶水，均衡喝水有益健康。然后像往常一样打开电脑，查看邮箱和 QQ 留言，回复来信。这是我最喜欢的工作之一，希望能够尽快回复询问者的疑问，调整当天的工作内容安排。在这些邮件和留言中，我都会收到很多来访者亲切而温馨的问候或感谢信。这是对我工作的支持，也是我工作的动力。今天的邮件和信息不算多，一般有二十封左右（多的时候会有四十封左右）。其中有这么一封，一位本地的女士，是我半月前的来访者，在信中她对我们的服务做了充分的肯定和感谢，并且真诚地分享了她接受咨询后这半月的感受，她能控制自己的情绪了，生活有很大的改善了，也对生活充满信心。我很欣赏也很感谢这样的来访者，能跟心理咨询师积极互动，当然这样的来访者，咨询效果通常也是最好的。我的很多来访者在咨询后都跟我保持长期的联络，并且继续分享心灵的成长，我很喜欢这种价值感，成就感！

上午 10：00

我尽可能详细而快速地回复了或重要或紧急的大部分邮件和留言，十点的时候我有一位预约来访者。今天来访的是一位大学生，她比预定时间晚了 10 分钟过来，路上太堵，成都的地铁正在建设，公交还不怎么顺畅。走进咨询室的时候满是歉意，连忙说我迟了一些，不好意思。我知道她一定已经尽早赶过来了，所以对她理解地笑笑。作为一名专业及有经验的心理咨询师来说，除了过硬的专业能力、良好的沟通及表达能力，技巧性的表现及感染能力也是很重要的，比如说适时而恰当的面部表情就能让慌乱或紧张的客户在最短的时间内镇静下来，从内心接受咨询师，并进入状态。这种表情、神态并不是做作的或装出来的，而是发自内心，最大限度地去理解和体谅别人，来访者就能感应到我们的善意及真诚。

按照卓远心理咨询流程，在正式开始第一阶段的专家咨询以前，我们已准备好了保密协议、个人简历、测试问卷、测评报告等咨询用的各种资料，并且我们已组织了专家进行过案例分析，所以在一个小时的咨询中，在进一步确认来访者的咨询相关基本情况后，我们会很快进入正题，以解决问题为导向帮助来访者解决事先设立的咨询目标。一个小时多十分钟，咨询很顺利地结束了，来访者填写的反馈表显示她很满意。并预约了下次咨询的时间。接下来是，准备下午的两个来访者。

中午 12：00

来到中心附近的餐厅吃饭，今天比较准时，有时上午安排多，中餐只能叫外卖了。中心后面有个花园，要是冬日天气好，就晒一会儿太阳，有时到茶楼泡杯茶，环境优雅，音乐清朗，半躺在椅子上养神，这种环境总能够让我下午精神抖擞地工作。

下午1：00

回到办公室继续做咨询前的准备工作。其实在每次见来访者之前，我都会提早做好充分的准备，但是有时候，准备永远都不会太充分的。一点半到三点，我和助手接待了初次来询的来访者。这时最主要的是通过精神面貌、认知判断、来访者工作生活状况及其他各种背景状况来进行综合分析，帮助找出来访者的问题所在及真实需求，以提供最合适的咨询解决方案。当来访者接受正式咨询后，再进行系统的分析、测评工作，心理疏导。这阶段很重要。准确地找出问题的切入点及来访者的充分认同是咨询是否有效果的关键之一。

下午4：00

四点到五点半，是一位做后续咨询来访者，她是卓远的心理健康俱乐部会员，我是她请的家庭心理顾问。上次到他们家跟孩子做了测试和辅导后，今天是过来谈谈孩子的认知行为矫正进展如何，作为卓远心理健康俱乐部会员，她享受的是完全私人化的专业服务，一家五口心理健康上遇到问题时，会在第一时间得到专家帮助。

这次主要是根据上一次认知行为矫正后的测评结果，针对她儿子目前的状况和问题做一个综合性、纵深性的分析，双方达成了咨询意见及行动方案。问题解决方案是先前和几位心理咨询师同事经过多次讨论、商榷过的，我要做的是把在分析结果的基础上与来访者充分沟通，进行进一步的互动，从而双方共同确定一个科学、切实可行而有效的解决方案。咨询做了近一个小时，我们的意见达成了一致，共同确定了未来几个月内她要做哪些事情。

傍晚18：00

六点是正常下班时间，不过有时候来访者多，或者来访者要求晚上下班之后做咨询，不免也会加班到挺晚。今天的工作内容已经完成了，晚上七点有卓远心理健康俱乐部聚会，我看了下助手给我做的日程安排，明天的咨询内容不多，有两位来访者，都是前阶段的，准备工作我之前已经进行得差不多了。

结束语：用健康的心态追求专业的路

心理咨询不是一个简单的聊天过程，需要大量的技巧进行沟通。心理咨询人员需要具备扎实的专业知识、广博的知识以及积极的人生态度等。咨询师是用自己的人格魅力和专业知识对咨询者产生潜移默化的作用。

在发达国家，对心理从业人员有非常高的要求。心理咨询与治疗的专业工作者必须具备哲学博士或者教育学博士学位，然后要在社区或私人基金会免费服务两年，其间必须接受长达500个小时的专业督导，每工作5个小时接受督导1个小时。

据调查，目前，心理咨询师培训机构很多，培训期限有长有短。大多数情况下，学员只要缴费，学完培训课程，通过考试就能取得资格证，并没有太高的进入门槛。试问：如果学员本身带有一些心理问题，他如何成为一名合格的心理咨询师呢？不合格的心理咨询师只会是损害求助者的利益，加重求助者的心理负担。所以，目前虽然很多人非常看好心理咨询师的职业前景，不少参加过培训的学员把心理咨询师纳入职业规划或干脆创办心理咨询公司。但是，培训时间短进入门槛低成了心理咨询相关职位就业难的现状，因为大多数人的基本功并不扎实。三个月的培训只有周末上课，虽然获取了理论知识，但难以在短时间内融会贯通。

在这里，作为走过了一段专业职业历程的心理咨询师，非常想提醒广大心理咨询爱好者：在心理咨询师前进的路上，我们需要学习和补充的知识太多了，一定要在积累扎实和准备好自己的心态后再服务大众，在一个健康的心态指引下，再配合专业的技巧，相信每一个未来心理咨询师的路都会越走越长。

附录　心理咨询名词解释

　　健康——健康不仅仅是没有疾病和不虚弱，而是一种躯体、心理和社会适应的完美状态。

　　心理卫生——用于维护和增进心理健康的种种措施，心理卫生的对象并非只是针对精神病患者，而是所有的社会群体。

　　心理健康——个体能够适应发展着的环境，具有完善的个性特征；且其认知、情绪反应、意志行为处于积极状态，并能保持正常的调控能力。

　　心理障碍——是指个体无法有效地按社会规范或适宜的方式去适应环境要求，从而表现出心理活动异常的一种状态。

　　心理冲突——是指个体在有目的的行为活动中，存在着两个或两个以上相反或相互排斥的动机时所产生的一种矛盾心理状态。

　　挫折——是指人们在有目的的活动中，遇到无法克服或自以为无法克服的障碍或干扰，是其需要或动机不能得到满足而产生的消极反应。

　　生活事件——是指人们在日常生活中遇到的各种各样的社会生活的变动，结婚，升学，亲人亡故等。

　　心因性精神障碍——是指由于强烈或持久的心理社会因素直接作用引起的一组功能性精神障碍。

　　急性应激反应——又称急性心因性反应，是指由于遭受到急剧、严重的心理社会应激因素后，在数分钟或数小时之内所产生的短暂的心理异常。一般在数天或一周内缓解。

　　创伤后应激障碍——又称延迟性心因性反应，是指由于受到严重而强烈的威胁性或灾难性打击，而引起精神障碍的延迟出现或长期持续存在。

　　健康的家庭——家庭作为一个整体能够正常发挥它的各种功能，家庭成员间心理平衡和快乐，能扮演好自己的各种社会角色。

　　神经症——是对一组心理障碍的总称，主要表现为持久的心理冲突，病人觉察到或体验到这种冲突，并因之而深感痛苦且妨碍其心理功能或社会功能，但没有任何可证实的器质性病理基础。

焦虑性神经症——简称焦虑症，它是以焦虑为其主要临床表现，同时伴有明显的植物神经功能紊乱和运动性不安的一种障碍。

恐怖性神经症——是指对某一特定事物或处境产生强烈的害怕情绪，患者采取回避行为，并伴有焦虑症状和植物神经功能障碍的一类心理障碍，简称恐怖症。

强迫性神经症——是以不能为主观意志所克制，反复出现的观念、意向和行为为临床特征的一种心理障碍，简称强迫症。

抑郁性神经症——又名神经症性抑郁，是由社会心理因素引起，以持久的心境低落为主要症状的神经症，患者伴有焦虑、躯体不适和睡眠障碍。

疑病性神经症——简称疑病症，它是一种对自己身体健康善过分关注，担心或相信自己患有一种或多种严重躯体疾病，经常述说躯体不适，反复就医，经各种医疗检查均不能证实疾病存在的心理病理观念。

器质性精神病——是一组具有多种表现的精神疾病，一般与影响大脑功能的躯体疾病密切相关，或被认为是由躯体疾病所引起的一组精神疾病。

精神分裂症——是以基本个性改变，思维、情感、行为的分裂，精神活动与环境的不协调为主要特征的一类最常见的精神病。本病一般无意识障碍和智能障碍。

情感性精神障碍——又称心境障碍，是指以心境显著而持久的改变，高涨或低落为基本临床表现的一组疾病，伴有相应的思维和行为改变，有反复发作的倾向，间歇期基本缓解。

人格障碍——是指人格在其发展和结构上明显偏离正常，以致不能适应正常社会生活的人格障碍，也称病态人格等。

胎教——实际上就是孕妇在孕期注意心理卫生，营造良好的心理社会环境，提供良好的外在刺激，直接或间接地促使胎儿正常发育成长。

第一反抗期——幼儿三四岁，由于自由活动能力大大增强，各方面知识不断增多，就表现出独立的愿望，虽然能力不强也要自己动手自己干，变得不太听话。这是一种意志的自我表现，心理学上称此为第一反抗期。

儿童心理障碍——指在儿童期因某种生理缺陷，功能障碍和各种环境因素作用下出现的心理活动和行为的异常现象。

儿童心理问题——在现实生活中，有些儿童的心理和行为变化达不到心理障碍的程度，或者持续的时间较短，这种现象我们称之为儿童心理问题。

遗尿——是指 5 岁以上的儿童仍不能控制自己的排尿，在白天或夜间反复出现不自主排尿的现象。

抽动障碍——是指反复、迅速、无目的，不自主的单一或复合肌群的收缩，可由多种原因引起。它包括一过性抽动障碍，慢性抽动障碍及抽动秽语综合征等。

心理疲劳——是指由于长期处于压力状态下，所造成的精力不足和精神效能降低的现象。

更年期综合征——是指由于卵巢或睾丸功能减退，性激素分泌量日益减少，内分泌功能发生一时性失调，而产生一系列生理和心理功能失调的综合症候。

更年期心理障碍——更年期综合征心身症状有明显的个体差异，有的人以植物性神经系统障碍为主，有的以精神症状为主，大部分人二者兼有。更年期综合征的精神状以消极的情绪体验为主，其严重者称更年期心理障碍。

功能性性功能障碍——又叫心因性性功能障碍，是指性活动过程中由于心理社会因素的不良影响，性兴奋缺乏，不能产生满意的性生理反应，致使性反应周期的一个或几个阶段出现部分或完全性活动不良，不能圆满地完成性交活动。

性心理障碍——又称欲倒错等。是指与社会性道德规范明显不一致的异常性行为，表现为寻求性欲满足对象的歪曲与性行为方式的异常。

恋物癖——受强烈的性欲望与性兴奋联想驱使，反复出现收集异性使用的某种无生命物体的企图和行为称作恋物癖。

露阴癖——是指在不适当的环境中对性公开显露自己的生殖器，引起异性紧张性情绪反应，从而获得快感的一种性偏离现象。

易性癖——是一种性别认同障碍。表现为对自己的性别身份不满和否定，患者不仅在装扮上刻意变成异性，而且还强烈地谋求在解剖生理结构上也转换成异性。

心理防御机制——是指个体面临挫折或冲突的紧张情境时，在其内部心理活动中具有的自觉或不自觉地解脱烦恼，减轻内心不安，以恢复心理平衡与稳定的一种适应性倾向。

压抑——是最基本的一种心理防御机制。此机制是指个体将一些不被自我所接纳的冲动、念头等，在不知不觉中被抑制到无意识中，或把痛苦的记忆，主动忘掉排除在记忆之外，从而免受动机冲突、紧张及焦虑的影响。

否认——否认不是把痛苦事件有目的地忘掉，而是把已发生的不愉快的事件加以否认，认为它根本没有发生过，以逃避心理上的刺激和痛苦，来获取心理上暂时的安慰。

退行——是指个体在遇到挫折和应激时，心理活动退回到较早年龄阶段的水平，以原始，幼稚的方法应付当前情景，是一种反成熟的倒退现象。

合理化——又称文饰作用，俗称找辙。当个体的动机未能实现或行为不能符合社会规范时，为减轻因动机冲突或失败挫折所产生的紧张和焦虑，或者为维护个人自尊，总要对自己的所作所为给以开脱，自圆其说，称为合理化。

反向形成——当个体的个体的欲望和动机，不为自己的意识或社会所接受时，唯恐自己会做出，乃将其压抑至无意识之中，并在外表上表现出相反的态度和行为。

转移——是指个体对某个对象的情感，欲望或态度，因某种原因无法向其对象直接表现，而把它转移到一个比较安全，能为大家所接受的对象身上，以减轻自己心理上的焦虑。

投射——是指把自己所不喜欢或不能接受的性格态度动机或个体，转移到外部世界或他人身上。

应付——是个体为了处理被自己评价为超出自己能力资源范围的特定内外环境要求时，而作出的不断变化的认知和行为上的努力。

心理危机——是指个体面临突然或重大应激时，无法用通常解决问题的方法来时所出现的心理失衡状态。

危机干预——指短期的帮助过程，是对处于困境或遭受挫折的人，运用个人社会和环境资源予以关怀和帮助的一种方式。国外有时称其为情绪急救。

心理咨询——是咨询者利用心理学的理论和方法，通过与来访者建立相互信任的人际关系，帮助来访者发现自己的问题及其根源，挖掘自身潜能，改变原有的认知结构和行为方式，以更好地适应社会。

共情——是指在咨询过程中，咨询员不但要有能力正确地理解来访者的感受及其感受的意义，同时还要将这种理解传达给对方，从而使来访者对自己的感受和经验有更深的认识。

积极关注——是一种共情的态度，是指咨询员以积极的态度看待来访者，注意强调他们的长处，有选择地突出来访者及行为中的积极方面，利用其自身的积极因素，达到治疗目标。

具体化——是指在咨询过程中，咨询人员要找出事物的特殊性，事物的具体细节，使重要具体的事实及情感得以澄清。

即时化——就是要帮助来访者注意此时此地的情况，从而协助来访者明确自己现在的需要和感受，避免其过多地陷入过去不愉快的回忆中，正视现实，正视目前的问题，进而寻求自我调节的途径与方法。

对峙——是指咨询员对来访者的感受经验与行为深刻了解后，向来访者指出其态度思想和行为等之间出现的矛盾。

解释——是指咨询人员依据某种理论来描述来访者的思想情感和行为的原因、过程实质等，对来访者提出的问题困扰做出说明，从而消除来访者的各种顾虑，进一步了解和认识自我周围事物。

自我暴露——又叫自我揭示，是指咨询人员提出自己的情感，思想，经验与来访者分享。

健康的人——应该是能发挥自身的自我实现者。按照马斯洛的定义，自我实现是指个人的潜在能力天资在发展过程中的不断实现，是使命的完成，是个人对自身的内在价值更充分地把握和认可。

相关资料：心理学各大门派掌门人及主要成果

人本心理学大师罗吉斯

台湾有位人本教育推广的自我实现者，美国的罗吉斯则是人本心理学的创始人，自我实现的人格也正是人本学派的主要理论之一。

1．从修身养性上：由于从小成长于农庄中，罗吉斯对动、植物的偏好超出了我们所能想像。有回他在森林中发现了一只猫头鹰，心想这只大鸟如住在房子里，应会更舒适些。于是就将它带回自己房中，半夜当猫头鹰令人听了毛骨悚然的叫声回荡在屋中，家人都知道是罗吉斯的杰作。此外他对植物的投入似乎更甚于动物，这位喜好"拈花惹草"的农村子弟，大学时还主修过农业科学，打算将来成为农业专家呢！

2．从实现自我上：罗氏父母为非常虔诚的宗教信仰者，也期待资质甚高的孩子朝宗教传播发展。他原本也热爱宗教，且攻读宗教学院，然而当学习上出现转折及对心理学有更高的领悟后，他毅然走入心理学的领域且不惜忤逆父母的期待，最后终于创立了影响深远的人本心理学。

3．从造福他人上：罗氏在心理咨商领域中所创的"受辅者中心治疗法"（city centered therapy），强调心理咨商师应以真诚、同理心、无条件关怀来协助那些陷于心理困顿的人们。当世上大多数的咨商师都将此三大咨商理念奉为圭臬时，有千万的心理困扰者已在这无限的关怀中获致心灵的温暖与救援。罗吉斯让许多人实现自我，他本身即是自我实现的先驱。

弗兰克尔（Viktor E. Frankl）——意义治疗之父

维克多·弗兰克尔 (1905—1997)，奥地利犹太人，医学和哲学博士，著名的维也纳第三治疗学派——意义治疗学的创立者。他是维也纳大学医学院神经病学和精神病学的教授，曾担任奥地利心理治疗医学会主席，并于1985 年被美国精神病学会授予奥斯卡匹夫斯特奖。（该奖项通常授予在精神病学和宗教结合领域作出过杰出贡献的学者）

罗洛梅（Rollo May）——存在心理治疗代言人

罗洛梅是当代美国著名的心理学家，也是致力于存在心理治疗的杰出代言人。他将欧洲的存在哲学引入美国心理学界，并且成为美国 20 世纪 60 年代极活跃的存在心理学家。梅氏毕生从事教学、研究心理治疗、撰写著作，不遗余力，目前他已是八旬老者，定居于美国加州。有关本篇报告梅氏生平部份的资料，主要参考（Rabinowitzz, Good & Cozad（1990）所撰写"Rollo May：A Man of Meaning and Myth"。

皮尔斯（Fritz S. Perls）——完形治疗法创始者

波尔斯所发展的完形咨商与治疗系奠基于 May Wertheimer，Woljagang Kohler，以及 Kurt Koffka 等三位德国心理学家所创立的完形心理学，他们强调构成整体的部分不能被分开地了解，必须考虑是有组织的且统整的整体，而非特殊分离的部分，因此遂以德文 Gestalt 命名其发展的治疗法。

葛拉塞（William Glasser）——现实治疗创始者

葛拉塞是位杰出的心理医师，因创始"现实治疗"（realitytherapy）而声誉卓著。"你正在做什么？"是葛拉塞给予每位遇到困扰的人之最佳处方。短短的一句话涵盖了现实治疗的"三 R"概念。"你"是自己的主人，拥有选择的自由与能力，因为面对困境时，自己能做选择，也必须做选择，这正是现实治疗所强调的"负责"（responsibility）；"正在"做什么，重视的是"现实"（reality）的观点，当个体处于困境时，必须把注意力放在当前所能做的，而不应该把精神浪费在空谈已无可挽回的过去经验与事件，惟有改变现在才能创造比较好的未来，"做什么"强调个体必须评量自己正在做的事是否"正确"（right），亦即对自己是否有帮助。"负责""现实"与"正确"三个概念如此的简短，对人所产生的效力却是惊人的。现实治疗是如何做到的呢？葛拉塞其人或可引领我们一窥现实治疗的堂奥。

班度拉（A. Bandura）——社会学习理论之父

班度拉于 1925 年 12 月 4 日，诞生于加拿大北部阿尔伯达省的一个小村庄，父亲是加拿大的农夫。班度拉在镇上唯一的学校念完小学及中学。高中毕业后，班度拉为了适应未来的新环境，在入大学前的暑假，先参与一项填洞的工程，以防止阿拉斯加公路日益下陷。在工作时，他发现周围的人大都是逃避债主、逃避刑责或付不起离婚赡养费的人。由于在这种环境中，班度拉对精神病理学产生了浓厚的兴趣。

艾里斯（Albert Ellis）——理情治疗之父

每个人在一生中都会受到几个人的重大影响而产生或好或坏的生命抉择。同时认知心理学心向选择的数据也告诉我们，人们常常对与自己相似（近）的价值观或理念如响斯应。因此当作者受邀撰文介绍艾里士（Ellis）博士时感到很高兴。因为这是一个机会借着向大家介绍他 RET 的真髓——有效和客观，得以再度阐扬和被了解，幸运的话还可以吸收一些新血菁锐。

佩宾斯基（Harold P. Pepinsky）——科学与实务结为一体的一生

1983 年，美国心理学会（APA）谘商心理学分会颁奖给佩宾斯基，以感谢他对谘商心理学将近四十年的贡献。这项李奥泰勒奖（Leona Tyler Award）的献词很能传神地说明佩宾斯基的性格与成就，在此就以它作为本文的开场。

"身为杰出的教授、作者、科学家，佩宾斯基在谘商心理学上的创造力量无人能及。他探索科学未知的领域，他诚心与人分享、合作，他鼓舞学生、同事向文化上、概念上及表达上已设定的界限挑战。他永远在为谘商的知识领域开疆拓土。他和宝琳？尼可拉斯？佩宾斯基首先著书论述以学习理论基础，建立谘商的解释和预测模式。"

他在谘商心理学上的研究，不论是研究主题或方法都是首开先例，充满独创性。他是一位谘商心理学的热情支持者，同时也严厉的评论者，终此一生都正努力让见解不同的同事们能取得共识。由于他所具有的正直、热情及平易近人，他已赢得世界性的景仰和友谊，他的朋友们希望藉此奖表达对他的爱与尊敬。

佩宾斯基以写作《谘商理论与实际》一书崛起于 1950 年代的美国心理学界。他不仅努力于研究工作，更积极参与各相关领域的学会组织，对推动辅导、谘商及心理学的发展不遗余力。他担任美国人事暨辅导学会的执行委员会委员（1954-56 The Executive Council of the American Personnel and Guidance Association），是《人事暨辅导期刊》（Personal and Journal）的编辑之一（1953-1956），同时他也是美国大学人事学会的主席（1951-1956）。

葛林立芙（Elizabeth A. Greenleaf）——学生事务专业服务的先驱

葛林立芙博士是美国教育界一位杰出的领导者，知名的教育家；在学生人事服务（student personnel services，泛指在学校中对学生的各种服务，涵盖辅导、心理、健康、出勤、社会工作等服务）、宿舍（residence hall）教育及女性教育等方面，有卓越的贡献。学生称她为"G"博士，同事及朋友则昵称其为 Betty（Hunter & Kuh，1989）。

艾维（Allen E. Ivey）——精微谘商的创始者

艾维是近代美国谘商与辅导发展史上重要人物，他虽非独创一家之言的谘商理论者，但他长期以来鼓吹以系统化、统合化的浓缩式训练方法培育谘商员，使准谘商员或实务工作者能依循具体、明确的会谈步骤，有效的学习各种助人技巧，进而成为一位优秀的谘商专业工作者。此种谘商员教育模式艾维称之为精微谘商（microcounseling）或精微训练（microtraining）（Ivey & Authier 1971）。艾维的精微谘商模式今日被广泛地应在谘商员职前与在职教育上，世界甚多国家如日本、德国、瑞典，乃至于我国都有人推展艾维的模式与技巧。艾维个人著作等身，对谘商与辅导深具热忱与活力，他又深信谘商可以促进个人、体制与社会的改变，对美国与世界各国的谘商与辅导影响深远。

史创（Edward K. Strong）——心海导航的舵手

他知道"喜欢"的滋味像舵隐在水里，坚定地引导我们的航程，是这般丰富浪漫的一生，使他发展测验工具去寻找你我生命中的最爱。

库德（Frederic Kuder）——职业兴趣量表的耕耘者

提起库德，大家马上就会想到他所编制的库德职业兴趣量表（Kuder Occupational Interest Survey-From D.D）和库德普通兴趣量表（Kuder General Interest Survey-From E）。这两个职业兴趣量表在美国已广为学校辅导人员所使用，若是加上这两个量表的前身（Kuder Preference Record-From A，B，C，D），目前已使用过的人，可能已超过一亿人了。由此可见，库德对于职业辅导方面的贡献，在近几十年来，实在是属于很重要的地位。

威廉逊（E. G. williamson）——生命巅峰的攀爬者

威廉逊是指导派谘商（directive counseling）的代表人物，他的谘商理论孕育于多年在明尼苏达大学的学生人事服务工作（students'personnel service）。威廉逊为伊利诺大学心理学学士（1925）、明尼苏达大学心理学博士（1931），著作等身，学界泰斗，最新的著作为《学生人事工作：一项发展关系的课程》（student Personnel Work：A Program of Developmental Relationships）及《经由暴力或和平革命后的社会变迁》（Societal Change：Via Violence or Peaceful Revolution）（1975）。他为人积极上进、追求卓越，同时亦重视隐私，太太及三个子女是他最大的心理支柱。

何伦（John Holland）——生涯辅导的艺术家

何伦在 1960 年代提出了生涯类型理论（Career typolgy）。这在理论名家辈出的谘商与心理治疗学海中，或许只是沧海一粟，但在生涯发展、职业心理学的学术坛站之上，其势却是波澜壮阔，至今仍后劲十足。1992 年 4 月份出版的《职业行为期刊》（Journal of Vocational Behavior），还特别以专刊的方式推广。15 篇最近有关何伦六角型模式（Hexagonal model）的研究及论述，热闹非凡。根据何伦的看法，职业与职业之间并非独立的，可以将其按照 6 种方式依序以六角型的型式排列，分别是"实用型"（realistic type）、"研究型"（investigative type）、"艺术型"（artistic type）、"社会型"（socia type）、"企业型"（enterprising type）、和"事务型"（conventional type）。型与型之间，有类似的心理的特征。这些特征同时适用于环境与个人，职业行为因此受到「人—境」适配程度的影响。本文主要系从何伦所处的时代背景中，衬托出何伦理论发展之脉络；同时由何伦的访问对话中，点点滴滴地分享他在教科书上所未曾着墨的奇闻与轶事。

泰德曼（David Tiedeman）——生涯发展理论的向导者

戴维泰德曼（David Tiedeman）是德裔或荷裔的美国纽约州人，从小在互助、互爱的家气氛中长大。家中有五个兄弟姐妹，他排行第二。在小学时就能做学习计划，对自己有兴趣的事物能努力并表现独特的自我。对运动也很感兴趣，中学时曾加入学校篮球及足球队等。父亲是他从小认同与模仿的对象，父亲职业的转换也影响他的志愿——从当一名工程师到医生，到心理学家。

舒波（Donald E. Super）——生涯发展大师

舒波出身于教育世家，家族中有多人担任过大学教职，教授古典文学与现代语言等课程。父亲则参与基督教青年会事务，与人事工作的关系极为密切，舒波即自觉此一背景与其日后发展十分密切的关连。母亲虽出生农家，但极重视教育，当时少有女性上大学，其母却获有硕士学位，并以其才智，在大学担任拉丁文及代数等课程。

舒波于 1910 年 7 月 10 日生于夏威夷，父亲时任夏威夷青年会总干事；六岁时，父亲调至青年会纽约总部，乃随父母迁居纽约，开始接受学校教育。由于父母教育与工作的背景，舒波童年即在父母的教养与熏陶下，浸淫于写作、语言、与人事工作的环境之中，奠定尔后一家之言的基础。

修斯钏（Everett L. Shostrom）——"实现"心理学家

修斯钏是一位著名的实现心理治疗学家。修斯钏对心理治疗最的贡献在于他在 30 年内拍摄了 36 卷影片，出了 10 本书，并且创造了个人取向量表（Personal Orientation Invenory，POI）。修斯钏出生在伊利诺伊州的洛克福，并在那儿长大。父兄是广告号志画家。从小修斯钏就学习用视觉去捕捉意念，这种现象结合了他的学习、心理和心理治疗的知识和训练，使得他会很想要认识那些有重要思想的人。

莱特（Beatrice A. Wright）——复健谘商心理学家

莱特是位蜚声国际的复健谘商心理学家，不仅著作等身，其中多数被翻译为他国文字，且担任过许多美国及国际性的社会福利机构要职，并获得许多勋奖，如 AACD 所属美国复健谘商协会杰出研究奖等。为美国心理学会、美国复健医疗学会荣誉会员、美国更生保护协会董事，正统心理治疗学会、世界复健委员会残障部门专业顾问等，并担任过专业期刊主编。

鲁兹（Rene A. Ruiz）——谘商领域中文化掮客的典范

鲁兹或者朋友称之为 Art，这是鲁兹最喜欢别人对他的称呼。鲁兹促使美国辅导界对美国社会中的西班牙语系人（Hispanic，泛指美国境内说西班牙语或拉丁语系的人，为美少数民族之一，占总人口的 7%）的注意。

鲁兹深入且大量地研究拉丁语系美人及其它少数种族的心理健康问题，

他也努力指出在谘商过程中，应考虑文化的因素，及对其他种族了解之必要。他在出版相关的研究结果，得到拉丁语系美人的认可，鲁鲁兹同时也是从事这方面研究的后学者的典范。

佛兰克（Jerome Frank）——一个淡泊权力的典范

佛兰克自认天生就是一个好老师，热爱教学工作，喜欢把自己的想法、知识传达给别人，思考清晰，口才很好，但不是一个大众化的演说家。他在心理治疗上有独特的见解，且不囿于学者的角色，对于人类生存的环境有着真诚的关怀，因此也积极投入与心理健康有关的公共政策的讨论。

泰勒（Leona E. Tyler）——辅导学界刚柔并济的女中豪杰

泰勒（Leona Elizabeth Tyler）是一位著名的作者，一位优秀的教授与研究所所长，以及一位冠盖群伦的心理学家，他对美国，甚至是全世界谘商专业领域的晋进，有着难以计较、不可抹灭的卓越贡献。（"美国职业辅导协会崇高职业奖"述，1976）

罗意德 - 琼斯（E. Lloyd-Jones）——带动学生人事工作的奇女子

阿瑟·罗意德 - 琼斯（Esther Lloyd-Jones，1904-1977）对于美国辅导服务（guidance service）的发展，带来巨大的冲击和改革，算是美国辅导界的先驱者，堪可列入辅导学名人录中。

艾特尼芙（Carolyn Attneave）——火炬的传递者

著名的美国心理学家艾特尼芙博士可说是家庭谘商方面的权威。她在谘商的跨文化研究方面的贡献，以及提出"个案社会网络"的谘商，早已举世闻名。

她的作品囊括不少常为人所引用的种族及社会议题。艾特尼芙博士与柔斯·史帕克（Ross speak）合著的"Family networks：Retribaliztion and healing"一书，为世界公认的重要著作，已有西班牙、日本、瑞典、荷兰、及德国译本问世。

读 者 意 见 反 馈 表

亲爱的读者：

感谢您对中国铁道出版社的支持，您的建议是我们不断改进工作的信息来源，您的需求是我们不断开拓创新的基础。为了更好地服务读者，出版更多的精品图书，希望您能在百忙之中抽出时间填写这份意见反馈表发给我们。随书纸制表格请在填好后剪下寄到 北京市西城区右安门西街8号中国铁道出版社综合编辑部 王佩 收（邮编：100054）。或者采用 传真（010-63549458）方式发送。此外，读者也可以直接通过电子邮件把意见反馈给我们，E-mail地址是：1958793918@qq.com。我们将选出意见中肯的热心读者，赠送本社的其他图书作为奖励。同时，我们将充分考虑您的意见和建议，并尽可能地给您满意的答复。谢谢！

- -

所购书名：_____

个人资料：

姓名：_____ 性别：_____ 年龄：_____ 文化程度：_____

职业：_____ 电话：_____ E-mail：_____

通信地址：_____ 邮编：_____

- -

您是如何得知本书的：

□书店宣传 □网络宣传 □展会促销 □出版社图书目录 □老师指定 □杂志、报纸等的介绍 □别人推荐
□其他（请指明）_____

您从何处得到本书的：

□书店 □邮购 □商场、超市等卖场 □图书销售的网站 □培训学校 □其他

影响您购买本书的因素（可多选）：

□内容实用 □价格合理 □装帧设计精美 □带多媒体教学光盘 □优惠促销 □书评广告 □出版社知名度
□作者名气 □工作、生活和学习的需要 □其他

您对本书封面设计的满意程度：

□很满意 □比较满意 □一般 □不满意 □改进建议

您对本书的总体满意程度：

从文字的角度 □很满意 □比较满意 □一般 □不满意
从技术的角度 □很满意 □比较满意 □一般 □不满意

您希望书中图的比例是多少：

□少量的图片辅以大量的文字 □图文比例相当 □大量的图片辅以少量的文字

您希望本书的定价是多少：

本书最令您满意的是：

1.
2.

您在使用本书时遇到哪些困难：

1.
2.

您希望本书在哪些方面进行改进：

1.
2.

您需要购买哪些方面的图书？对我社现有图书有什么好的建议？

您更喜欢阅读哪些类型和层次的人力资源管理类书籍（可多选）？

□入门类 □精通类 □综合类 □问答类 □图解类 □查询手册类 □实例教程类

您在人力资源管理过程中遇到什么困难？

您的其他要求：